全媒体"健康传播"系列丛书

赶走"坏房客"
寄生虫病的攻守道

江西科学技术出版社

江西·南昌

图书在版编目（ＣＩＰ）数据

赶走"坏房客"：寄生虫病的攻守道 / 刘亦文，曾小军主编 . -- 南昌：江西科学技术出版社，2020.12

ISBN 978-7-5390-7609-6

Ⅰ. ①赶… Ⅱ. ①刘… ②曾… Ⅲ. ①寄生虫病—防治 Ⅳ. ① R53

中国版本图书馆 CIP 数据核字 (2020) 第 241596 号

国际互联网（Internet）地址：http：//www.jxkjcbs.com
选题序号：ZK2019175
图书代码：D20013-101

赶走"坏房客"：寄生虫病的攻守道　　　　刘亦文　曾小军　主编
GANZOU "HUAIFANGKE"：JISHENGCHONGBING DE GONGSHOUDAO

出版发行 / 江西科学技术出版社
社址 / 南昌市蓼洲街 2 号附 1 号
邮编 / 330009
电话 / 0791-86623491
印刷 / 雅昌文化（集团）有限公司
经销 / 各地新华书店
成品尺寸 / 145mm×210mm
印张 / 5.5
字数 / 100 千字
版次 / 2020 年 12 月第 1 版　 2020 年 12 月第 1 次印刷
书号 / ISBN 978-7-5390-7609-6
定价 / 36.00 元

赣版权登字 -03-2020-422

轻松学会做自己的家庭医生

为了帮助你更好的阅读本书，我们提供了以下线上服务

健康身体来对照
观察生活环境，看看你有没有感染寄生虫病的风险

讲解课程带你学
知识点讲解简单明了，学做自己的家庭医生

日常生活来实践
生活卫生需保持，身体健康靠坚持

今日所学来分享
分享自己的学习笔记，看看书友怎么说

添加智能阅读向导
获取本书配套资源

微信扫码

丛书编委会

编委会主任 丁晓群

编委会副主任 曾传美　王金林　朱烈滨　谢光华　龚建平
　　　　　　　　李晓琼　万筱明

编委会委员（按姓氏笔画排序）

朱　琏　张保华　罗礼生　周秋生　敖力勋　聂冬平　曾向华
谭友文　操秋阳

本书编委会

主　　审 李石柱　陈红根

主　　编 刘亦文　曾小军

副 主 编 姜唯声　葛　军　陈　喆　张　晶

序 言
PREFACE

春风化雨，征程万里。党的十八大以来，以习近平同志为核心的党中央坚持把人民健康放在优先发展的战略位置，提出"没有全民健康，就没有全面小康""要做身体健康的民族"，从经济社会发展全局统筹谋划加快实施"健康中国"战略。实施健康中国行动，提升全民健康素质，功在日常，利国利民。2019 年 7 月，国家层面出台了《关于实施健康中国行动的意见》《健康中国行动（2019—2030 年）》，从干预健康影响因素、维护全生命周期健康和防控重大疾病等三方面提出实施 15 项专项行动。

江西省委、省政府历来高度重视人民健康，积极出台实施《"健康江西 2030"规划纲要》，加快推进"健康江西"建设，全省卫生健康领域改革与发展成效显著，医疗卫生服务体系日益健全，人民群众健康水平和健康素养持续提高。我省积极响应健康中国行动号召，加快推进健康江西行动，更加精准对接群众健康需求，全方位全周期保障人民健康，为共绘新时代江西改革发展新画卷筑牢坚实健康基础。

　　江西省卫生健康委员会与江西省出版集团公司共同打造的"健康江西"全媒体出版项目，包括图书出版和健康教育平台，内容涵盖健康政策解读、健康生活、中医中药、重大疾病防治、医学人文故事、卫生健康文化、医企管理等内容。《全媒体"健康传播"系列丛书》是"健康江西"全媒体出版项目中一套优秀的、创新的健康科普读物，由相关领域的医学专家潜心编写，集科学性、实用性和可读性于一体。同时推出"体验式"及"参与式"模式，实现出版社、专家、读者有效衔接互动，更好地为读者服务。

　　读书与健康生活相伴，对人民群众全生命周期的健康呵护与"健康江西"全媒体形式的结合，堪称健康理念、健康知识、健康方法、健康养成系统化传播全新的尝试，理应受到广大读者的喜爱，尤其希望从中获取更多有益的信息、健康的妙招、管理的智慧和生命的力量。

江西省卫生健康委党组书记、主任

2019 年 8 月 20 日

前 言
PREFACE

　　感染人体的寄生虫在我国多达239种，其引起的寄生虫病曾经是我国流行范围最广、流行程度最重的传染病之一。如20世纪50年代，血吸虫病流行于长江流域及其以南12个省（市、区），约1000万人受感染；20世纪70年代初，黄淮平原出现大规模的疟疾爆发，发病人数高达2198万；20世纪80年代末，第一次全国人体寄生虫分布调查显示，全国人群肠道寄生虫平均感染率高达62.60%。经过不懈努力，我国寄生虫病防治工作取得了巨大成就，在全世界率先消除了丝虫病，疟疾和血吸虫病控制与消除进程走在世界前列，蛔虫、钩虫等土源性线虫人群感染率降至历史最低水平。可以说，寄生虫病防治就是我国公共卫生健康事业发展的缩影。

江西省曾经是全国寄生虫病流行严重地区之一。全省共发现人体寄生虫51种，其中钩虫、蛔虫、鞭虫、蛲虫等土源性线虫以及血吸虫、肝吸虫是主要流行虫种。回顾防治历程，我省主要实施以传染源控制为主的综合防治策略，通过爱国卫生运动、环境整治、改水改厕、人群查治等措施，建立全省范围人群监测全覆盖和重点寄生虫病的精准防控，使全省人群肠道寄生虫感染率从1989的80.20%下降到2014年的9.64%，土源性线虫感染率从1989年的77.67%下降到2019年的1.30%。血吸虫病防控也取得了显著成效，2015年，全省达到血吸虫病传播控制标准；2019年，全省39个血吸虫病流行县（市、区）中有24个达到消除标准、4个达到传播阻断标准、11个维持传播控制标准。

随着经济社会的快速发展，受社会因素和环境气候变化等自然因素的影响，寄生虫病流行与防治面临新的形势和挑战。一方面，伴随群众饮食口味、烹调方式、食物来源的多元多样，食源性寄生虫病感染率呈现反弹。如2006年北京市暴发了因生食福寿螺而集体感染广州管圆线虫的突发公共卫生事件；2014年全国第三次人体重点寄生虫现状调查发现，江西省信丰县因有吃鱼生的习俗，当地人群肝吸虫感染率高达14.25%。另一方面，随着人们出国（境）务工、旅游、参与国际交往日益增多，境外感染寄生虫病的风险上升，疟疾、曼氏和埃及血吸虫病等输入性寄生虫病例呈现增多的趋势。此外，一些医疗措施的实施，如长期用免疫抑制剂，可能使弓形虫、隐孢子虫等一些机会性寄生虫致病增强。这些寄生虫以新的形式威胁着群众健康。

由此，我们组织寄生虫病防治领域相关专家撰写此科普书籍，力求以通俗易懂的文字、形象生动的图画，把人们日常生活中比较常见而又容易忽视的寄生虫病防治知识奉献给广大读者。本书以问答形式普及寄生虫病的防治知识，涉及感染方式、致病危害、治疗和预防等内容。期待读者阅读后，能够养成健康的卫生和饮食习惯，让寄生虫这个"坏房客"从此远离我们。

编者
2020 年 1 月

目录
CONTENTS

水源性寄生虫病

地方性寄生虫病

出国出境容易带来的寄生虫病

寄生虫病用药相关问题

PART 1

人体寄生虫病早了解

什么是人体寄生虫和寄生虫病

在一定的环境条件下，两种生物生活在一起，其中一种生物长期或暂时地生活在另一种生物的体表或体内，从而获得营养，并使另一种生物受到损害，这种生物与生物之间的关系叫寄生关系。寄生并得利的一方称为寄生物，被寄生且受害的一方称为宿主，在生命某个阶段中以人体作为宿主的原虫、吸虫、绦虫、线虫和节肢动物称为人体寄生虫。寄生虫侵入人体并能生活，这种现象称为寄生虫感染。在人体表现出明显临床症状和体征的寄生虫感染称人体寄生虫病。

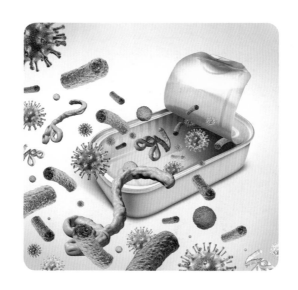

寄生虫是如何感染人的

寄生虫通常以下列六种方式感染人体：

一是经食物传播。很多人体寄生虫病是通过食物传播的，人类食物来源于自然界的动物和植物。动物性食物包括鱼类，蛙、蛇类与禽、畜类等肉类食品；植物性食物指粮食、蔬菜和瓜果等。生食或半生食含有寄生虫感染期幼虫的鱼、肉、蔬菜和瓜果等食品，有感染寄生虫的风险。如我国还有不少地区仍然以人粪作为农田肥料，粪便中的寄生虫虫卵污染蔬菜、水果，生食蔬菜或食用未经洗净、削皮的水果常常是一些寄生虫病传播的重要方式。

二是经水传播。有些寄生虫是经水而进入人体的。水源如果被寄生虫的感染期虫卵、包囊或幼虫污染，人可因饮水和接触幼虫而感染。如人饮用被溶组织阿米巴原虫包囊污染的水，可感染阿米巴原虫，致阿米巴病；人因为接触含血吸虫尾蚴的疫水，而感染血吸虫。

三是经土壤传播。有些寄生虫需要在土壤中发育为感染性虫卵或幼虫，人接触到这样的土壤，便可能发生感染，蛔虫、钩虫和鞭虫等都是以这样的方式传播。

四是经空气（飞沫）传播。有些寄生虫的感染期可通过空气或飞沫传播，如蛲虫卵可在空气中飘浮，可随呼吸进入人体而引起感染。

五是经节肢动物传播。节肢动物是一些寄生虫病的传播媒介，如疟疾和丝虫病是经过蚊虫传播的。以节肢动物为传播媒介的寄生虫病具有一定的地区性和季节性，病人的分布和媒介分布一致。

六是人体直接传播。有些寄生虫可通过人与人直接接触而传播，如阴道毛滴虫可通过性行为传播；疥螨通过接触患者皮肤而传播。直接传播的数量与接触的频繁程度和人数有关。

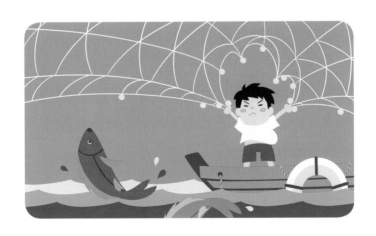

什么是寄生虫的生活史

寄生虫完成一代的生长、发育与繁殖的整个过程叫生活史。寄生虫的生活史具有多样性，有的寄生虫不需要在中间宿主中发育，其虫卵或幼虫在外界发育到感染期后直接感染人，称直接型，如钩虫、蛔虫等。有的寄生虫需要在中间宿主中发育到感染期后才能感染人，称间接型，如血吸虫、肝吸虫等。

人类和寄生虫之间是一种怎样的关系

寄生虫和人的关系包括寄生虫对人的损害以及人对寄生虫影响两个方面。寄生虫进入人体时，正常机体通过生理屏障结构来抵御某些寄生虫的侵入，如皮肤、黏膜、胎盘等。寄生虫还会受到人体免疫系统攻击，部分被消灭，剩下的寄生虫为了生存会发生生理、代谢和形态方面的改变，并汲取人体的营养，同时对人体产生机械性、免疫性损伤。人也可能发生病理、免疫等方面的改变来应对寄生虫的寄生。寄生虫和人的关系是两者在漫长的演化过程中形成的，是相互适应、相互影响、多样而复杂的关系。

寄生虫对人体的危害主要有哪些

寄生虫入侵人体后，在移行、定居、生长、繁殖的过程中，主要造成三个方面的损害。

一是掠夺营养。寄生虫在人体内外生长、发育及大量繁殖，所需营养物质绝大部分来自人体，寄生虫的数量越多，需要的营养就越多，给人造成了额外负担，导致营养不良。例如钩虫寄生在人的小肠壁，以摄取血液和肠黏膜为营养，钩虫吸血时还会不断分泌抗凝素和变换吸血部位，使患者长期处于慢性失血状态，当患者的铁质和蛋白质供应不足时，就会导致贫血。

二是造成机械性损伤。寄生虫对人体的入侵、移行、定居、占位或不停运动，会造成人体的组织、器官受到损伤或破坏。例如钩虫的幼虫入侵皮肤时，会引起钩蚴性皮炎；肺吸虫童虫在人体组织中移行并来回于各脏器及腹腔间，会造成器官损伤；蛔虫在肠道中不停运动，引起肠痉挛，严重者会出现蛔虫性肠梗阻。

三是形成毒性和免疫损伤。寄生虫排泄物、分泌物、虫体和虫卵死亡崩解物对人体是有害的，这些物质可以引起人体组织的损害以及免疫病理反应。例如肝吸虫寄生于人体肝胆管，其产生的分泌物、代谢产物可引起胆管上皮增生，胆管壁增厚，胆管扩张，甚至引起肝实质萎缩；血吸虫虫卵分泌物与人的抗体结合形成的复合物可引起肾小球基底膜损伤，这种分泌物还可导致虫卵周围的组织发生病理变化，形成虫卵肉芽肿，这是血吸虫病的病理基础之一。

以上三个方面的影响往往是综合在一起的，有时因同时感染其他的生物，如病毒、细菌、真菌等，由于协同作用而致损害加重。

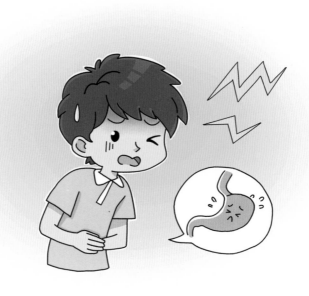

为什么寄生虫可以在人体中生存

寄生虫入侵免疫功能正常的人体后，一部分被消灭，但有些寄生虫能逃避人体的抵抗而发育、生存和繁殖，这种现象称为免疫逃避。这是由于寄生虫与人在长期进化过程中形成了相互适应的结果，例如寄生虫在人体一般都有较固定的寄生部位，可以产生与宿主组织相似的成分，以此来逃避人体免疫系统的清除，或者可以直接诱导人体产生免疫抑制等而生存。

寄生虫病如何传播

寄生虫从传染源（动物或人）中排出后，在自然界中借助于某些传播因素，再次侵入人体的全过程称为传播。寄生虫传播途径有的是单一环节，如阴道毛滴虫可以从传染源人直接感染另一人；有的由一系列环节构成，如血吸虫在离开传染源人或动物后，需要在中间宿主钉螺内发育、繁殖至感染期后再感染人。

寄生虫病会人传染人或遗传吗

寄生虫感染是寄生虫的感染性阶段通过一定的传播途径，如食品、水、土壤、空气、节肢动物或直接接触而感染人的。绝大部分寄生虫不会直接人传染人，但少数寄生虫可以通过直接接触实现人传染人，如阴道毛滴虫可通过性传播；疥螨通过接触患者皮肤而传播。孕妇感染弓形虫后可以通过胎盘垂直传播给胎儿；疟原虫和弓形虫也可以通过血液制品输血而传播。寄生虫病不会遗传。

感染寄生虫后为什么多数人没有症状

寄生虫感染后，人体是否表现出临床症状和体征，与寄生虫在人体内寄生的部位，寄生虫数量多少密切相关，还因个体遗传素质、营养及免疫功能等因素而异。当人体感染寄生虫的数量不多时，临床症状较轻或没有症状和体征，此时人们并不知道自己感染了寄生虫，只有经过检查才能发现。感染寄生虫后，如未经治疗或多次感染、急性感染之后治疗不彻底，未能清除体内的寄生虫病原体，则常常转为慢性感染状态，这是大多数寄生虫病的重要特征之一。

当人体感染寄生虫后，没有出现明显的临床症状，也不能用常规方法检测出病原体的寄生现象称为隐性感染。

什么人容易得寄生虫病，人对寄生虫感染有无先天性免疫力

人是寄生虫病的易感者，对寄生虫缺乏先天免疫力。人体对寄生虫感染的免疫力多为带虫免疫或伴随免疫，都属于非消除性免疫。当寄生虫从人体清除后，这种免疫力也会逐渐消失，重新处于易感状态，其易感性还与年龄、生活习惯和生产方式有关。当免疫功能不全时，如长期使用抗肿瘤药物、免疫抑制剂或艾滋病患者，这时寄生虫大量繁殖，致病性增强，是这些寄生虫病患者致死的主要原因。

有极少数寄生虫感染治愈后可产生稳固的获得性免疫，如黑热病患者治愈后，可获得终身免疫。

有无预防寄生虫病的疫苗

目前全球仅有 15 种用于动物的寄生虫疫苗，尚无预防人感染寄生虫病的疫苗。现阶段最有希望能应用于人类的是疟疾疫苗，该疫苗正在撒哈拉沙漠以南非洲地区的加纳、肯尼

亚和马拉维等 3 个国家开展临床试验，以进一步明确疫苗的安全性和有效性。

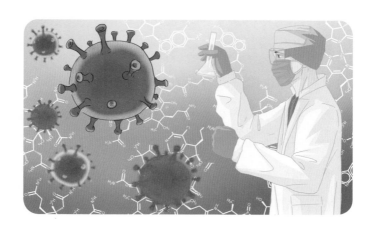

为什么寄生虫病的流行有一定的地区性和季节性

一些寄生虫的中间宿主或媒介节肢动物分布有地理区域特点，寄生虫感染还与受地理影响的气候条件、人的生活习惯、风俗和生产方式有关，这些原因使得寄生虫病的流行有一定的地区性和季节性。

血吸虫病流行区与钉螺的分布区域明显一致，没有钉螺的地方就不会感染血吸虫。肝吸虫病流行区的鱼塘环境生长有中间宿主纹沼螺、长角涵螺等，如粪便管理不当和当地人有吃鱼生的习惯，造成人群肝吸虫感染的地区性的表现。

由于温度、湿度、雨量、光照等气候条件对寄生虫及其中间宿主和媒介动物种群数量的消长产生影响，使得寄生虫感染呈现明显的季节性。如血吸虫感染，一年四季都可能发生，但在气温较高的 4~10 月份最容易发生。不同地区、不同职业的人群感染的高峰季节也可能不同。冬天钉螺钻入土壤中，感染性钉螺极少甚至不逸出血吸虫尾蚴，此时不易发生血吸虫感染。又如，疟疾流行一般发生在环境中有蚊虫的季节，由于各地气温不同，流行的时间就不一样。

为什么饭前便后要洗手

有些寄生虫卵如蛔虫卵和鞭虫卵等污染土壤并在土壤中发育成感染性虫卵，虫卵会随着刮风等飘落在家具、物品、衣服上；蛲虫卵引起肛门瘙痒，儿童抓痒时虫卵污染手指，进而污染玩具和日常用品，造成虫卵散布。当手接触了这些散布虫卵，再进食用餐，即可能误食这些虫卵，造成"病从口入"，所以饭前要洗手。

肠道中的寄生虫排出虫卵后，虫卵随粪便排泄，便后用卫生纸擦拭肛门时容易沾在手上，易造成寄生虫感染，所以便后要洗手。养成良好的卫生习惯，饭前便后洗手是防止"病从口入"的好办法。

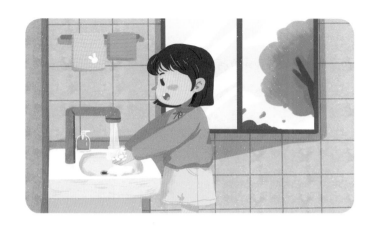

食物和寄生虫的关系

食物本身含有感染期寄生虫，在加工过程中未将其杀死，生食或半生食这类食物导致感染，这种食物称为寄生虫性食物，多见于动物性食品。如用含有肝吸虫囊蚴的鱼做鱼生，致使人感染肝吸虫。

食物本身不含寄生虫，但其在运输、加工过程中，被寄生虫的虫卵、卵囊、包囊、囊蚴污染，进食时未洗净，一旦被人生食或半生食，就会导致人感染，这种食物称为污染性食物，多见于植物性食品。

怀疑得了寄生虫怎么办

大多数寄生虫感染者以轻度感染为主，往往没有明显的症状和体征，容易被人们忽视。如果怀疑自己感染了寄生虫，应当到当地医院或疾病预防控制机构检查，发现感染及时治疗。

为什么在医院或疾病控制机构检查寄生虫病时，往往要化验粪便

我国流行的寄生虫不仅种类多，而且分布较广。一些地区的自然地理环境和气候条件适合寄生虫和中间宿主或媒介动物的生长、发育和繁殖，寄生虫感染率一直较高。我国大部分地区以寄生在消化系统中的寄生虫感染为主，尤其是钩虫、蛔虫

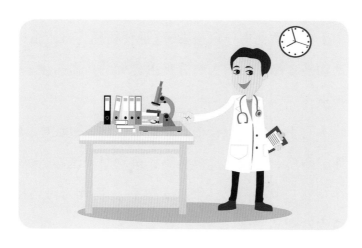

和鞭虫感染，其虫卵或虫体随着粪便排出体外，所以在医院或疾病控制机构检查寄生虫病时，往往需要化验粪便。

除了检查粪便，还有那些检查寄生虫病的标本

由于寄生虫在人体的寄生部位不同，不同的寄生虫相应的检查标本也不一样。常见的有：粪便化验用于检查肠道寄生虫；血液检查是诊断疟疾、丝虫、弓形虫的基本方法；痰液可能查见肺吸虫、溶组织阿米巴滋养体、蛔虫蚴虫、钩虫蚴虫、尘螨等；十二指肠液和胆汁检查常用于检查华支睾吸虫、姜片吸虫等；尿液检查可用于查找阴道毛滴虫、埃及血吸虫和丝虫微丝蚴；阴道分泌物化验用于检查阴道毛滴虫；淋巴结穿刺物用于检查弓形虫、利什曼原虫和丝虫；肌肉活检用于检查旋毛虫幼虫、并殖吸虫、裂头蚴、猪囊尾蚴；皮肤和皮下组织检查用于检查囊尾蚴、裂头蚴、并殖吸虫、利什曼原虫、蠕形螨等；直肠黏膜镜检用于检查血吸虫、溶组织阿米巴。

农村改水改厕对预防寄生虫病有无好处

土源性线虫是我国人体感染寄生虫的主要种类，因这些寄生虫寄生在肠道，病人粪便携带的虫卵是传染源，其污染水源

和土壤，造成寄生虫病流行。粪便管理和无害化处理是减少这类寄生虫病流行的重要措施。在无害化厕所中，人尿液中的尿素分解产生的氨渗入粪便中寄生虫卵壳而杀死虫卵，加之密闭的粪池内温度较高，对虫卵也有破坏作用，在这些因素的共同作用下，寄生虫卵被灭活，丧失感染性，达到减少寄生虫病传染源的目的。

为什么去东南亚或非洲回国后，要考虑检查寄生虫病

东南亚和非洲是热带和亚热带地区，其温度、湿度等气候条件都适合寄生虫中间宿主或媒介生物的生长和繁殖，有利于寄生虫病传播，导致因工作、经商、旅游、学习等原因在上述地区发生感染。因此，从东南亚和非洲回国后，如果出现发热等身体不适症状，在医院就诊时要主动告诉医生出境经历，以便医生根据临床症状和体征来考虑是否患了寄生虫病，以免误诊。这些地区易感染的寄生虫有疟疾和血吸虫等。

如何避免感染寄生虫

人对各种寄生虫缺乏先天的特异免疫力，对人群采取必要

的保护措施是防止寄生虫感染最直接的方法。这些措施主要包括加强健康知识教育，了解常见寄生虫的感染途径和危害，改变不良饮食习惯和行为方式，提高自我保护意识等。如对节肢动物蚊虫传播的疟疾，要做好防护，在皮肤上涂驱避剂防止叮咬和预防服药。对肝吸虫病这样的食源性寄生虫病，要杜绝生食和半生食淡水鱼，防治"病从口入"。对于接触疫水而感染的血吸虫病，人在血吸虫病流行区下水前，要做好防护措施，如穿好防护衣、戴好手套等。

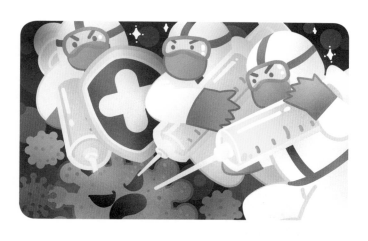

寄生虫病引起的怪异行为

有些人得了寄生虫病后会出现怪异现象。如个别钩虫病严重患者会喜欢吃茶叶、碎纸、木屑、破布、煤渣、泥土、瓦片、炉灰等，这种异常的嗜好称为"异嗜症"。其发生的原因似与体内的铁元素耗损有关，在给患者服用铁剂后，症状可自动消失。

有极少数人在就医时总认为自己得了寄生虫病，经过检查后均为阴性，但这些人总是不相信，这种现象的原因可能是心理压力过大引起的，应到心理精神科检查疏导。

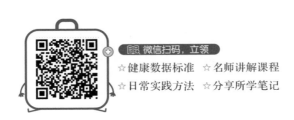

微信扫码，立领
☆健康数据标准　☆名师讲解课程
☆日常实践方法　☆分享所学笔记

食源性寄生虫病

　　食源性寄生虫病是因生食或半生食含有感染期寄生虫的食物而感染的寄生虫病，包括动物性食品和植物性食品，动物性食品包括鱼类、蛙类、蛇类、禽类、畜类等食品，植物性食品包括粮食、蔬菜和瓜果等。

吃生鱼片的隐患——肝吸虫病

什么是肝吸虫病

肝吸虫病又称为华支睾吸
虫病，是由肝吸虫寄生于人体
肝胆管所引起的寄生虫病。肝
吸虫囊蚴寄生在淡水鱼或虾体
内，人因生吃或半生吃含有肝
吸虫囊蚴的鱼、虾而感染。

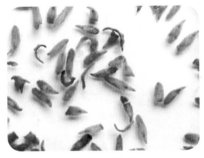

肝吸虫成虫

肝吸虫的生活史是怎样的

感染了肝吸虫的人或哺乳动物是本病的传染源。成虫寄生
于人或哺乳动物的胆管内，产出的虫卵随胆汁进入消化道并随

粪便排出，虫卵若进入水中可被淡水螺吞食，在螺体完成几个发育阶段最终发育为尾蚴，尾蚴从螺体逸出释放到水中，接下来就会侵入淡水鱼肌体等组织中，最终发育成囊蚴。人因食入含有肝吸虫囊蚴的鱼而被感染。囊蚴在肠道经消化液作用后，后尾蚴从囊内逸出，进入肝胆管内经 1 个月左右后发育为成虫，成虫在人体的寿命长达 20~30 年。

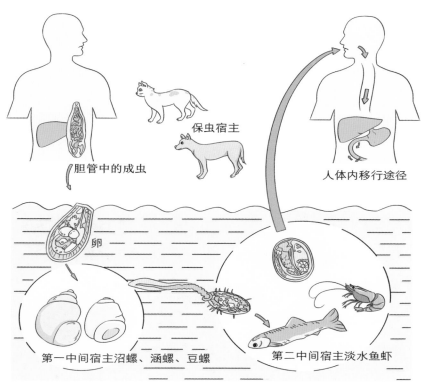

胆管中的成虫

保虫宿主

人体内移行途径

卵

第一中间宿主沼螺、涵螺、豆螺

第二中间宿主淡水鱼虾

肝吸虫生活史示意图

人是如何感染的

肝吸虫的感染无性别、年龄和种族之分，人群普遍易感。感染的关键因素为当地是否有生吃或半生吃鱼肉的习惯。成人感染方式以食鱼生为多见，如吃"生鱼片"、"鱼生粥"或"烫鱼片"而感染，东北朝鲜族居民主要是用生鱼佐酒吃而感染；儿童的感染多因在野外进食未烧烤熟透的鱼、虾有关。此外，抓鱼后不洗手或用口叼鱼、使用切生鱼的刀及砧板切熟食和用盛过生鱼的器皿盛熟食等都可使人感染。

吃生鱼片时蘸调料能杀死肝吸虫囊蚴吗

养殖或野生的淡水鱼类都可能感染多种寄生虫，而最常见的是感染肝吸虫，肝吸虫囊蚴寄生于鱼体，吃含囊蚴的生鱼片是人体感染肝吸虫主要方式。我国南方部分地区素有食鱼生的历史，很多人觉得即使生鱼片有寄生虫，多喝白酒、蘸芥末、大蒜、酱油等调料就没事了，但事实并非如此。

实验证明，将含有肝吸虫囊蚴的鱼片绞碎，放入用 60 度白酒混合姜、蒜、醋浸泡 1 个小时后肝吸虫囊蚴都是活的，囊蚴在食用醋（含醋酸 3.36%）中可存活 2 小时，酱油（含氯化钠 19.3%)中经 5 小时才能杀死。而在食用新鲜的生鱼片过程中，在佐料中蘸一下，与蘸料发生作用的时间很短，因此吃生鱼片感染肝吸虫的风险很高。

杀死肝吸虫囊蚴最好的办法是高温加热，1mm 厚且含有肝吸虫囊蚴的鱼片在 75℃ 热水中 3 分钟能有效杀死，90℃ 热水中只需 1 分钟。

主要临床症状和表现

肝吸虫病的危害性主要是患者的肝、胆受损，轻度感染时不出现临床症状或无明显临床症状。重度感染时，在急性期主要表现为过敏反应和消化道不适，包括发热、胃痛、腹胀、食

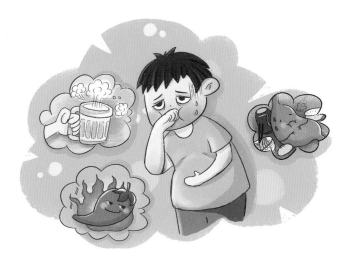

欲不振、四肢乏力、肝区痛。慢性期一般以消化系统症状为主，表现为疲乏、上腹不适、食欲不振、厌油腻、消化不良、腹痛、腹泻、肝区隐痛、头晕等。

儿童和青少年感染肝吸虫后，还常有营养不良、贫血、低蛋白血症、浮肿、肝肿大和发育障碍。

肝吸虫病的并发症和合并症很多，较常见的胆囊炎、胆管炎、胆结石、肝胆管梗阻等。少数病人可引起肝硬化、肝胆管癌。

怀疑自己得了肝吸虫病该怎么办

到当地医院或疾病预防控制中心咨询医生，进行诊断和治疗。

如何诊断和治疗

粪便中检获虫卵是确诊的依据，常因感染度低造成漏检，可多次送检，也可用集卵法检查或十二指肠引流胆汁检查以提高检出率。超声、CT、MRT 等影像学诊断或免疫学检查有辅助诊断价值。治疗肝吸虫病药物常用吡喹酮和阿苯达唑。

肝吸虫病会人传人吗

肝吸虫病是通过吃鱼生或吃未经煮熟的鱼、虾等食物而感染，人与人之间不会直接传播。

如何预防

抓住经口感染这个环节，改变食淡水鱼生的习俗，不吃生的或未熟透的鱼、虾

注意饮食卫生，生熟刀具、砧板要分开使用

不用生鱼喂猫、狗等动物

加强人和动物粪便管理，人粪不能用于养鱼，也不能直接流入池塘

淡水鱼可感染哪些人体寄生虫

淡水鱼（包括泥鳅、黄鳝）可感染的寄生虫有肝吸虫、异形吸虫、棘口吸虫的囊蚴，肾膨结线虫、棘颚口线虫的幼虫，阔节裂头绦虫的裂头蚴等。其中异形吸虫属于异形科的小型吸虫，我国常见的有 10 多种，棘口吸虫为棘口科中的一类中、小型吸虫，种类繁多，我国已有人体感染报道的有 10 余种。

无论养殖或野生淡水鱼类都可能感染这些寄生虫。

淡水鱼中的寄生虫，以感染肝吸虫囊蚴最为多见，其鱼的种类主要为鲫鱼、草鱼、青鱼、鲢鱼、鳙鱼、鲤鱼等鲤科鱼类，野生小型鱼类如麦穗鱼感染率很高；棘颚口线虫幼虫感染的鱼类主要为泥鳅、乌鳢、鮠鱼、鳝鱼、黄颡鱼、沙鳢等；阔节裂头绦虫裂头蚴感染的主要为肉食鱼类，如鲈鱼、棱鱼、红眼鱼、黄条鱼等。

微信扫码，立领
☆健康数据标准　☆名师讲解课程
☆日常实践方法　☆分享所学笔记

美味螃蟹带来的烦恼——肺吸虫病

我国一些地区居民有喜欢生吃从河溪里捕捞的小蟹、小虾等淡水甲壳类水产品，认为这些野生虾蟹纯天然、无污染、味道鲜美，是滋补养生、强身健体的美食。殊不知，这些美味的小生物并没有想象中的那么干净，它们体内往往携带着寄生虫，最常见的就是肺吸虫。

什么是肺吸虫病，主要分类有哪些

肺吸虫也称"并殖吸虫"，是并殖吸虫寄生于人体组织、脏器（主要是肺部）所引起的一种人兽共患的寄生虫病。并殖吸虫在我国主要有卫氏并殖吸虫和斯氏狸殖吸虫。

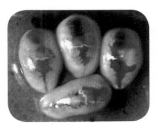

卫氏并殖吸虫成虫

人体感染途径与方式有哪些

　　肺吸虫成虫寄生于人和多种肉食类哺乳动物的肺部或其他脏器，其虫卵随痰或粪便排出，进入水中孵出毛蚴，毛蚴钻入川卷螺体内完成几个发育阶段最终发育为尾蚴，然后尾蚴从螺体内释放到水中，接下来就会侵入溪蟹、蝲蛄等淡水甲壳类动物体内发育成囊蚴。人如果吃了生的或不熟的含有活囊蚴的溪蟹或蝲蛄就可能染上肺吸虫病，这是最主要的感染途径。主要感染方式是：

腌吃或醉吃石蟹，腌吃是将石蟹用食盐腌渍后再吃，醉吃是将石蟹加食盐和黄酒或米酒泡后吃

生食或半生食含有本虫童虫的转续宿主（如猪、鸭、鸡）肉类而感染

误食了被该虫活囊蚴或童虫污染的食物而感染，在加工蟹、蝲蛄和转续宿主肉食过程中，所用食具、菜刀、砧板等可被囊蚴污染

误饮了含有该虫活囊蚴的河水或溪水而感染，可能是水中溪蟹自然死亡或被天敌杀死后，体内的囊蚴被释放并漂浮于溪水中，人和动物饮水而感染

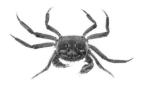 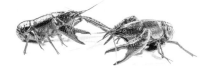

传染源有哪些

能排出肺吸虫卵的人和肉食类哺乳动物是肺吸虫病的传染源，肺吸虫的保虫宿主种类多，如虎、豹、狼、狐、豹猫、大灵猫、果子狸等野生动物以及猫、犬等家养动物均可感染肺吸虫，是本病的重要传染源，感染的野生动物则是自然疫源地的主要传染源。

肺吸虫病为何多见于山区和丘陵地带

肺吸虫生活周期需要经过两个中间宿主，第一中间宿主为生活在山区溪水中的一些川卷螺类，第二中间宿主为淡水蟹，如溪蟹、华溪蟹、拟溪蟹、石蟹、绒螯蟹等约二三十种蟹，以及东北的蝲蛄，淡水虾也可作为第二中间宿主。这些川卷螺类和淡水蟹共同栖息于水流清澈、多卵石的山溪和小河，因此本病多见于山区和丘陵的地带。

吃小龙虾会感染肺吸虫吗

小龙虾跟东北蝲蛄属于近亲，生食也有被肺吸虫囊蚴感染的可能。当然，目前市面上销售的小龙虾大多是人工养殖的，在严格控制养殖环境的情况下，小龙虾感染寄生虫的风险大大降低。而且传统的小龙虾烹饪方法，比如麻辣小龙虾和十三香小龙虾等，一般都需要加热焖煮 20 分钟以上，这种烹调方法可以杀死小龙虾中的寄生虫，可以放心食用。

如何安全食用螃蟹

淡水螃蟹是肺吸虫的第二中间宿主，吃未烹煮熟且含有肺吸虫囊蚴的螃蟹是人体感染肺吸虫的主要方式。实验证明，肺吸虫囊蚴在含 14% 乙醇的米酒中，22℃能存活 18 小时，10%~20% 盐水或醋中，能存活 24 小时以上，绍兴酒浸泡 1~5 天的醉蟹内的囊蚴仍具有感染性。因此，直接食用醉蟹或腌制的螃蟹，感染肺吸虫风险很大。

加热对肺吸虫囊蚴杀灭效果较好，如加热到 70℃、3 分钟囊蚴 100% 死亡，但蟹体内的囊蚴于同样温度下，则需要更长时间，一般蒸或煮 20 分钟以上，可以放心食用。

典型症状和表现

肺吸虫感染急性期主要是童虫在人体内窜行引起的炎症反应，表现为腹痛、腹泻、发热、乏力、咳嗽、胸痛等。童虫或成虫如果最终在肺部定居，则会引起肺组织损伤，患者出现咳嗽、咯血、痰带腥味、胸痛、呼吸困难等慢性期表现。

除此之外，虫体也有可能跑到身体其他部位，如腹部、皮下、脑部等，造成相应的器官功能损害。如果虫体侵犯腹部，可以引起腹痛、腹泻、便血；如果虫体侵犯脑部，则可以引起头痛、共济失调、癫痫、瘫痪、视力障碍等。

如何诊断和治疗

痰、粪便和各种体液中找到虫卵是确诊的依据，游走性皮下节结或包块做病理检查，找到虫体也可诊断；免疫学以及 X 线、CT 检查有辅助诊断价值。

肺吸虫引起的肺部表现跟肺结核很相似，临床上常被误诊为肺结核并进行治疗。如果出现肺组织损伤等反应，又有生吃溪蟹、蝲蛄的习惯时，应主动跟医生说明，以帮助诊断。

能有效杀灭体内肺吸虫的药物有硫双二氯酚和吡喹酮，均为口服药。但虫体杀灭后，肺吸虫造成的肺部损伤却难以修复，将长期影响患者的肺功能。

如何预防

肺吸虫病虽然可怕，预防却比较简单，最有效的办法就是熟食，即将食物充分加热，蒸熟煮透后食用。

预防的重点是不吃生的淡水甲壳类水产品，特别是溪蟹和蝲蛄，也不要喝自然水域的生水。此外，传统的腌、醉等制作方式并不足以杀死藏在虾、蟹体内的肺吸虫囊蚴，因此醉虾、醉蟹等也不宜食用。

可是，在实际生活中有不少人认为，自己或身边的亲戚朋友经常吃生蟹活虾并没有感染上寄生虫，因此生吃虾蟹也没事。其实，理论上说生食只是大大增加了感染寄生虫的风险，并不是说吃一次就会感染，别人吃了没感染也不代表你吃了就没感染，你昨天吃了没感染并不能保证你今天吃了没感染。为了身体健康，还是要避免上述影响健康的行为。

猪带绦虫病和囊虫病

什么是猪带绦虫病和囊虫病

猪带绦虫病是由猪带绦虫成虫寄生在人体小肠所引起的肠绦虫病。人在猪带绦虫生活史中既是终宿主，也是中间宿主，猪带绦虫成虫寄生在人肠道中为绦虫病，其幼虫（囊尾蚴）寄生在人皮下组织、肌肉、脑等组织器官中所致的疾病为囊虫病。

人体的感染方式有哪些

人感染猪带绦虫病是经口吃进含有猪带绦虫囊尾蚴的猪肉，猪带绦虫感染与某些地区居民喜食生的或未煮熟的猪肉密切相关。如云南白族"生皮"、傣族"剁生"、哈尼族"噢嚅"

和西南部分地区"生片火锅"等，含有猪带绦虫囊尾蚴的猪肉中有类似米粒一样的颗粒，俗称为"米猪肉"或"豆猪肉"，人吃了这种未煮熟的"米猪肉"后，囊尾蚴在人体小肠内发育为成虫而引起猪带绦虫病。

人感染囊虫病是经口吃进猪带绦虫的虫卵或孕节，感染方式有三种：

自体内感染，如猪带绦虫病患者反胃，呕吐时，肠道的逆蠕动将孕节反入胃中引起感染

自体外感染，患者误食自己排出的虫卵而引起再感染

异体（外来）感染，误食他人排出的虫卵引起

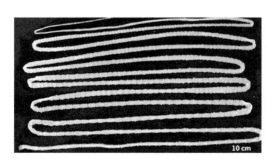

猪带绦虫成虫

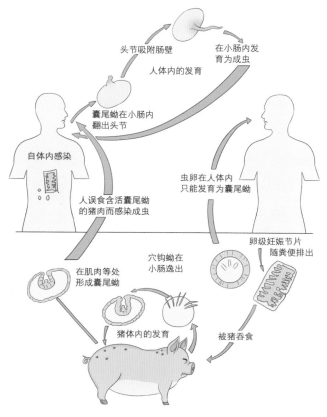

头节吸附肠壁

在小肠内发育为成虫

人体内的发育

囊尾蚴在小肠内翻出头节

自体内感染

虫卵在人体内只能发育为囊尾蚴

人误食含活囊尾蚴的猪肉而感染成虫

卵级妊娠节片随粪便排出

六钩蚴在小肠逸出

在肌肉等处形成囊尾蚴

猪体内的发育

被猪吞食

猪带绦虫生活史示意图

如何诊断

猪带绦虫病的诊断

询问有无生吃猪肉和排出成虫节片史有重要价值，粪便查获虫卵或检获孕节，观察孕节子宫侧支数可确诊。

有猪带绦虫病史

外周血象可见嗜酸性粒细胞计数增高，脑脊液有嗜酸性粒细胞与异常淋巴细胞有参考价值

腰穿有颅压可增高、脑脊液细胞计数、蛋白含量均可增高

影像学检查，包括 X 线，B 超，CT 和 MRI 检查和脑室造影，尤其后两种对脑囊虫病的诊断有重要价值

免疫学检查

以上检查均有辅助诊断价值，确诊可根据囊尾蚴寄生部位不同而异，皮下或浅表部位的囊尾蚴结节可采用手术摘除活检，眼部的囊尾蚴可用检眼镜来发现。

猪带绦虫病的症状

一般无明显症状，少数患者可有腹痛、腹泻、消化不良、体重减轻等症状，偶尔可发生肠梗阻。

囊虫病的症状和表现

囊虫病对人体的危害远较猪带绦虫病严重，临床表现取决

于囊尾蚴数量、寄生部位及人体反应性而异。根据囊尾蚴寄生部位，人囊虫病可分三类。

皮下组织及肌肉囊虫病	患者常有皮下或肌肉内囊虫结节，分布于头和躯干，四肢较少，结节呈圆或椭圆形，可在皮下或肌肉中自由推动，结节可陆续出现或自行消失
脑囊虫病	由于囊虫侵入颅内的数目、部位不同，以及囊虫的发育过程和死亡不一，临床症状复杂多变，病情波动。少数病例由于大量囊虫进入脑内，发病急骤，出现明显的精神和神经障碍，甚至迅速死亡。本病神经损害取决于囊虫数目和位置所致的机械效应及囊虫引起的炎性和中毒反应，表现为颅内压增高、局灶神经体征、癫痫、精神障碍等
眼囊虫病	早期感到眼前有椭圆形黑影飘动和伸缩变形、蠕动的阴影，晚期由于眼内组织受到干扰和炎症形成，视力可显著下降甚至失明

如何治疗

猪带绦虫病	患者需到医院进行治疗，治疗药物主要是南瓜子与槟榔合剂、吡喹酮、阿苯达唑等，服药时不要引起患者呕吐，避免节片反流入胃或十二指肠引起自体感染而并发囊虫病

| 囊虫病 | 药物治疗适用于活动期与部分退化死亡期的囊尾蚴，吡喹酮和阿苯达唑口服药物是抗囊尾蚴的主要药物，非活动期及部分蜕变囊尾蚴则无需抗虫治疗 |

皮肤、眼内囊尾蚴病以手术摘除为宜，如用吡喹酮治疗，虫体杀死后可引起炎症反应，加重视力障碍或失明。脑内囊尾蚴病，尤其是第三与第四脑室内囊尾蚴多为单个，亦可采用手术去除。

如何预防

改变生食、半生食猪肉的饮食习惯。烹调时应将猪肉煮至熟透，加热至54℃、5分钟可杀死肉中的囊尾蚴，严格生熟炊（餐）具分开，防止污染其他食物，养成良好卫生习惯，饭前便后勤洗手

治疗感染者，减少传染源。人为猪带绦虫唯一的终宿主，彻底治疗患者是控制传染源的有效措施，不仅可使患者得以治愈，而且可减少囊虫病发病

严格肉类检疫，加强生猪的定点屠宰，集中检疫，加强农贸市场个体销售肉类的检疫，严禁"米猪肉"上市买卖

改变养猪方法，提倡牲猪圈养，预防人猪相互感染

旋毛虫病

什么是旋毛虫病

旋毛虫是旋毛形线虫的简称，可以在一百多种哺乳动物体内寄生，常见的有猪、猫、狗、鼠、狐、马、羊、野猪及人类。

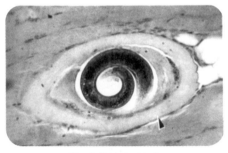

旋毛虫囊包幼虫

旋毛虫病是旋毛虫寄生于人、猪、鼠、猫、熊等多种脊椎动物所致的一种人畜共患寄生虫病，主要因食入含有感染性旋毛虫幼虫囊包的猪肉或其他动物肉类而感染，严重感染时可致人、畜死亡。

旋毛虫的生活史是怎样的

旋毛虫的生活史有成虫和幼虫两个阶段，成虫长数毫米，呈线状，寄生在动物或人的肠道内，幼虫长约1毫米，寄生在横纹肌细胞内。动物或人吃了含有旋毛虫囊包幼虫的生肉或夹生肉后，幼虫在肠道内被释放出来，侵入肠黏膜，24小时后

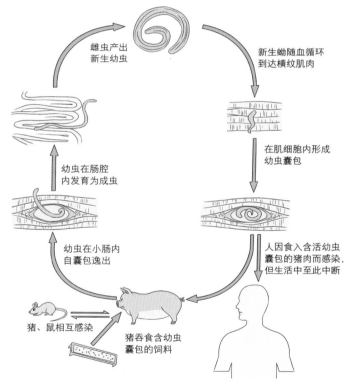

雌虫产出
新生幼虫

新生蚴随血循环
到达横纹肌肉

在肌细胞内形成
幼虫囊包

幼虫在肠腔
内发育为成虫

幼虫在小肠内
自囊包逸出

人因食入含活幼虫
囊包的猪肉而感染，
但生活中至此中断

猪、鼠相互感染

猪吞食含幼虫
囊包的饲料

旋毛虫生活史示意图

再回到肠腔内，经过 4 次蜕皮发育为成虫。雌雄成虫交配后，雌性旋毛虫产下很多旋毛虫新生幼虫，通过血液循环被带到各处横纹肌，然后幼虫就在横纹肌细胞内安家，形成囊包。成熟囊包幼虫具有感染性，被新宿主吞食后，又可重复其生命周期。

感染的途径与方式有哪些

旋毛虫病是人兽共患寄生虫病，猪和鼠的相互感染是人类旋毛虫病流行的重要来源。人感染旋毛虫是由于吃了生的或半生的含有旋毛虫囊包幼虫的肉制品引起的，凉拌、腌制、熏烤及涮食等是主要的感染方式。其中猪肉是我国人群患旋毛虫病的首要传染源，因食用猪肉引起的感染占九成以上，我国西南、中原和东北地区是旋毛虫病的主要发病区域。

动物肉中旋毛虫囊包幼虫抵抗力强，能耐低温，猪肉中的囊包幼虫在 −15℃需储存 20 天才死亡，在腐肉中能存活 2~3 个月，70℃时很快死亡。凉拌、腌制、熏烤及涮食等方法均不能杀死幼虫。

猪旋毛虫感染与饲养方式密切相关，散养的猪或是饲养不规范的小型养猪场中的猪感染旋毛虫的可能性更大，主要原因是用生的含有猪肉屑的泔水喂猪，或散养的猪在野外吃了含有生猪肉屑的垃圾或是死老鼠等动物尸体。

野生动物也是人旋毛虫病的重要传染源之一，因食用野猪肉、豺肉、獾肉、熊肉、松鼠肉、田鼠肉等野味而患上旋毛虫病的病例不在少数。此外，牛羊等草食性动物虽然不直接吃肉，但也可能因饲料中掺入了含有旋毛虫的猪肉屑、泔水等而患上旋毛虫病，我国曾发生过因食用涮羊肉、烤羊肉或烤牛肉而感染旋毛虫的报道。

临床症状和表现

小肠侵入期　自感染开始至幼虫在小肠内发育为成虫的过程是侵入期，幼虫与成虫可钻入肠黏膜，造成黏膜充血、水肿、出血和浅表溃疡，约半数患者表现为恶心、呕吐、腹泻、腹痛、便秘、厌食等，约 1 周左右减退，但大多数仍感疲乏、畏寒及低热。

幼虫移行期　幼虫移行过程中所引起的炎症反应，水肿、肌痛和发热为主要特征，发热多在感染后 1 周，可持续 2 周至 2 个月或以上，多伴头痛、出汗和各种过敏性皮疹。肌痛多由幼虫到达骨骼肌开始形成囊包所致，常为全身性，但以腓肠肌为最重。重症者还可有咀嚼、吞咽和说话困难，声音嘶哑，呼吸和动眼时都感到疼痛。

水肿先见于眼睑、面部和颞部，重者可波及全身，甚至出现胸腔积液、腹水和心包积液，严重病例出现心脏和神经系统症状，表现为心律失常、心力衰竭、心源性哮喘、昏迷、抽搐等，心肺功能衰竭常为病死的重要原因。

囊包形成期　随着肌肉中囊包形成，急性炎症消退，全身性症状如发热、水肿和肌痛逐渐减轻。患者显著消瘦，乏力，肌痛和硬结仍可持续数月，最终因囊包壁钙化及幼虫死亡而症状完全消失。

怎样预防感染

食用肉类前要彻底加热，不吃生的或半生的肉制品。旋毛虫幼虫不耐热，肉块中心温度达到 71℃以上就能杀死囊包中的幼虫，所以只要把肉彻底煮熟，就不用担心旋毛虫了。盐渍、烟熏及曝晒等措施不能杀死肌肉深部的幼虫，经过这些处理的肉类还需要进一步加热才能食用

加强猪肉卫生检疫，未经检疫许可的猪肉不准上市，农户散养、自行屠宰的猪肉，感染旋毛虫的风险较高，而自行屠宰往往缺乏必要的检疫，增加旋毛虫感染的风险

改善养猪方法，合理建猪圈、提倡圈养、隔离病猪，不用含有旋毛虫的动物碎肉和内脏喂猪，消灭鼠类

吃牛肉所致的疾病——牛带绦虫病

什么是牛带绦虫病

牛带绦虫病是由于牛带绦虫成虫寄生于人体小肠所引起的一种寄生虫病。

牛带绦虫的生活史是怎样的

人是牛带绦虫的唯一终宿主，成虫长4~8米，寄生在人小肠上段，含虫卵的孕节随粪便排出，虫卵得以散播。当中间宿主牛羊等吞食到虫卵或孕节后，虫卵内的六钩蚴在牛、羊等肌肉内发育成囊

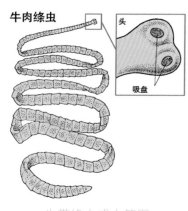

牛肉绦虫

头

吸盘

牛带绦虫成虫简图

尾蚴，人吃到生的或未煮熟的含有囊尾蚴的牛、羊肉即可感染，经 8~10 周发育为成虫。成虫寿命可达 20~30 年，甚至更长。

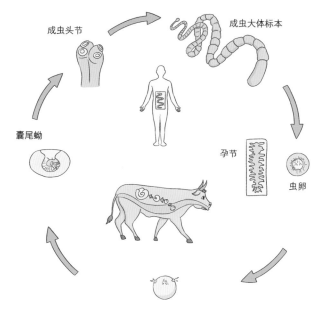

成虫头节　　成虫大体标本

囊尾蚴

孕节

虫卵

牛带绦虫生活史示意图

人是如何感染的

牛是牛带绦虫的中间宿主，人体感染牛带绦虫主要是吃生的或不熟牛肉，我国西藏、云南等牧区是主要流行地区，感染方式主要是有喜欢吃风干牛肉的习俗，或有吃生的或不熟牛肉习惯地区的人群中流行。

主要症状和表现

患者一般无明显症状，仅时有腹部不适、饥饿痛、消化不良、腹泻或体重减轻等症状。由于牛带绦虫孕节活动力较强，几乎所有患者都能发现自己排出的白色节片，并有肛门瘙痒的症状。偶尔会引起阑尾炎、肠腔阻塞等并发症。

如何诊断和治疗

询问病史对发现牛带绦虫病很有意义，患者常自带排出的孕节就诊。粪便检查检获虫卵或检获孕节，观察子宫侧支数可确诊，治疗方法同猪带绦虫病。

如何预防

改变吃生的或不熟牛肉习俗，肉类必须煮熟煮透，切生菜和熟菜的刀、砧板要分开使用，用后应洗刷干净，防止污染。到西藏等牧区旅游时不吃风干的牛肉干，以防感染

及时治疗病人，减少传染源

加强肉类的检疫，严禁出售有牛囊尾蚴的牛肉

吃螺蛳引起的疾病——广州管圆线虫病

什么是广州管圆线虫病

广州管圆线虫病是广州管圆线虫幼虫侵入人体而引起的疾病。该病是人畜共患寄生虫病，因进食了含有广州管圆线虫幼

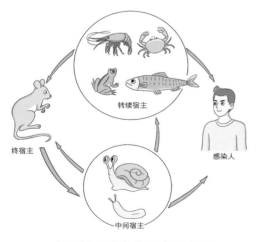

广州管圆线虫生活史示意图

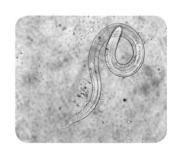

广州管圆线虫感染期幼虫

虫的生或半生的螺肉而感染。其幼虫主要侵犯人体中枢神经系统，表现为嗜酸性粒细胞增多性脑膜炎或脑膜脑炎。

广州管圆线虫的生活史是怎样的

广州管圆线虫的终宿是鼠类，成虫寄生于鼠类的肺动脉内，雌、雄成虫交配后产卵，虫卵进入鼠肺毛细血管，孵出第一期幼虫，幼虫穿破肺毛细血管进入肺泡，沿呼吸道上行至咽部，被吞入消化道，随粪便被排出体外。排出体外的第一期幼虫被软体动物吞食或主动钻入其体内而感染，完成几个发育阶段蜕皮两次最终发育成第三期幼虫，第三期幼虫具有感染性，鼠类吞食了含感染期幼虫的软体动物或饮用了受第三期幼虫污染的水，又可重复其生命周期。

人是广州管圆线虫的非适宜宿主，人吞食了含感染期幼虫的软体动物，幼虫在胃内蜕鞘，进入肠壁小血管，由此到达身体各部器官，但多数幼虫到达脑部，侵犯中枢神经系统，人体内幼虫通常不能发育至成虫。

生吃什么感染广州管圆线虫

人体广州管圆线虫病主要通过食物传播。感染主要方式是：

食用未经煮熟的含广州管圆线虫感染期幼虫的中间宿主和转续宿主。中间宿主是一些软体动物，目前已知的有 78 种，其中陆生软体动物有 32 种，常见有褐云玛瑙螺（陆生蜗牛）、福寿螺、蛞蝓、中国圆田螺、方形环棱螺、铜锈环棱螺等，我国多数病例的发生与生（半生）吃褐云玛瑙螺和福寿螺有关，感染方式主要是食用爆炒、麻辣、凉拌螺蛳。青蛙、蟾蜍、蛙、蜗牛、鱼、虾及蟹吞食了含感染期幼虫的软体动物，幼虫在其体内继续成活，不能发育，是转续宿主

生吃被感染期幼虫污染的蔬菜、瓜果和水，常见的是蜗牛、蛞蝓爬过蔬菜时含幼虫的分泌物可能黏在蔬菜上

用蛙、蟾蜍肉敷贴疮口通过皮肤侵入感染

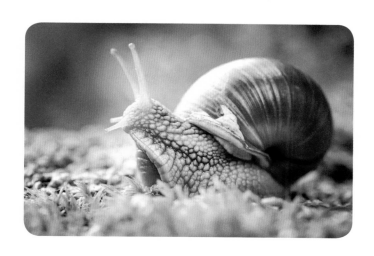

主要临床症状和表现

广州管圆线虫幼虫在人体内移行，通常滞留在人的中枢神经系统，引起嗜酸性粒细胞增多性脑膜脑炎或脑膜炎，病人多数为发病较急。主要表现有：

发热　早期多有发热，多在 38~39℃，呈持续性或间歇性。多于数日后降至正常，少数患者可持续数周甚至数月。

头痛　为最常见和最主要的症状，头痛发作多属间歇性，90% 以上的患者头痛严重，腰穿后头痛可减轻。一般发作数次后可自行停止，但也有延续数周者。大多数患者头痛伴有恶心、呕吐，同时有颈部强直感，体检时有颈部强直。

其他神经系统表现：

部分患者可有不同部位（头、躯干或四肢）的知觉异常，例如麻木、疼痛、烧灼感、针刺感等；可有暂时性的面部或肢体麻痹；可出现各种病理反射

间歇性嗜睡或昏睡为早期常见症状，可随头痛减轻而好转，少数患者可昏迷，为病情凶险征兆，提示预后不良

其他部位的表现：

眼部	本虫偶见于眼内。患者可有畏光，单侧视力障碍，甚至失明，少数患者可有眼肌麻痹
肺部	有咳嗽等症状，肺内可出现阴影
消化系统	可有腹痛、腹泻或便秘等症。约半数患者肝脏肿大

绝大多数病人预后良好，极个别感染虫体数量多者病情严重可致死或留有后遗症。

如何诊断

根据病史、临床症状和体征，结合其他检查诊断。

近期进食了生的或未熟透的螺肉（如凉拌螺肉等）
血液检查：白细胞总数增加，嗜酸性粒细胞轻至中度增多
脑脊液检查：脑脊液压力增高，嗜酸性粒细胞增多，蛋白、糖、氯化物亦可轻度增高，极少数病例可查见幼虫或成虫
免疫学检查：如血清中抗体阳性，可辅助诊断

病原学检查：从脑脊液、眼或其他寄生部位查见本虫幼虫或成虫，但阳性概率很小

影像学检查：头颅 MIR 表现多种多样，脑脊髓内多发长条形影或结节状强化病灶和软脑膜强化是主要的表现

从脑脊液或其他寄生部位查见本虫幼虫或成虫可确诊，临床诊断可根据流行病学史、临床症状、血液、脑脊液和免疫学检查确定。

如何预防

不吃生的或未熟透的螺肉、蛙、蜗牛、虾、蟹，不吃生蔬菜、不喝生水

食品管理部门要加强对螺类食物的监测，在接触中间宿主（螺类、蛞蝓等）及各种转续宿主时亦应注意，特别是从事螺肉加工的人员，更要避免污染

加强环境卫生治理和灭鼠工作

找错宿主的寄生虫——裂头蚴病

　　我国部分地区的民间有生吞活蛙或蝌蚪治疗疖肿和疼痛；用青蛙肉槌烂生敷贴在皮肤伤口患处，以治疗局部溃疡等疾病的习俗；民间有流传生的蛙肉、蛇肉能清热解毒，这些习俗都可能导致严重寄生虫病感染——裂头蚴病。

什么是裂头蚴病

　　裂头蚴病是由曼氏裂头蚴寄生于人眼部、皮下组织、脑、肾、肺等脏器所致的一种寄生虫病，其病原体为曼氏迭宫绦虫中绦期幼虫——曼氏裂头蚴。

　　人类并非裂头蚴的适宜宿

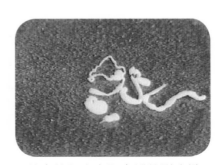

从青蛙肌肉中取出活的裂头蚴

主，裂头蚴的幼虫进入人体后，虫体在体内移行，引起移行寄居部位的脏器病变。

人体感染途径与方式有哪些

曼氏裂头蚴是曼氏迭宫绦虫的中绦期幼虫。成虫寄生在猫、犬、虎、豹等食肉动物的小肠内，随粪便排出的虫卵在水中被剑水蚤吞食后发育为原尾蚴，带有原尾蚴的剑水蚤被蝌蚪吞食后，随着蝌蚪发育为蛙，原尾蚴也发育为裂头蚴，裂头蚴寄生于蛙腿的肌肉组织内。当感染有裂头蚴的蛙被蛇、鸟、猪等非正常宿主吞食后，裂头蚴在其体内能继续生存。人感染裂头蚴主要是裂头蚴或原尾蚴经皮肤或黏膜侵入，或者误食裂头蚴或原尾蚴。主要感染方式是：

吃了含有裂头蚴的生或未熟的蛙、蛇、鸡或猪肉等，如爆炒田鸡、美蛙火锅、凉拌蛇皮等，往往无法将食物彻底煮熟，生吞蛇胆、生饮蛇血

局部敷贴生蛙肉或生蛇肉，裂头蚴可经皮肤、黏膜侵入人体

饮用生水，或游泳时误吞湖水、塘水，使受感染的剑水蚤有机会进入人体

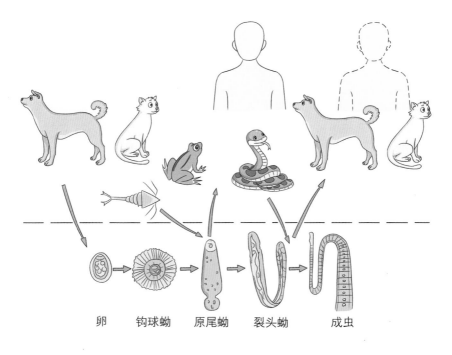

| 卵 | 钩球蚴 | 原尾蚴 | 裂头蚴 | 成虫 |

曼氏迭宫绦虫生活史示意图

主要临床症状和表现

眼裂头蚴病：表现为结膜充血、畏光、流泪、奇痒或有虫爬感等，有时伴有恶心、呕吐及发热等症状。可常年反复发作。红肿的眼睑和结膜下摸到直径约 1cm、硬度不等的肿块或条索状物，有游动感。若患处破溃，裂头蚴可逸出而自愈。若侵入眼球，可引起眼球凸出、眼球运动障碍，严重者可引起角膜溃疡、白内障，甚至失明

皮下裂头蚴病：表现为皮下结节或者包块，呈游走性，结节呈圆形、柱形或不规则条索状，大小不一，局部可出现痒感或虫爬感

口腔裂头蚴病：常在口腔黏膜或脸颊皮下出现硬节，患处红肿，发痒或有虫爬感，并多有小白虫逸出

脑裂头蚴病：出现脑部占位性病变，如头痛、视力模糊、肢体麻木、抽搐，严重者昏迷或伴喷射状呕吐，间歇性口角抽搐，甚至瘫痪等

内脏裂头蚴病：有的裂头蚴可经过消化道侵入腹膜，引发炎症反应，如寄生于脊髓、椎管、尿道及膀胱，可引发严重后果

如何诊断和治疗

裂头蚴病主要从局部检出虫体做出诊断，询问病史有一定参考价值，采用 CT 等影像学检查可提高脑裂头蚴病的确诊率，免疫学检测可辅助诊断。

裂头蚴主要靠手术摘除，务必将虫体尤其是头部取尽，方能根治。不适合手术治疗的患者或内脏裂头蚴病患者，可用吡喹酮、阿苯达唑等药物进行杀虫治疗。

如何预防感染

预防本病的有效措施主要是加强健康教育，改变不良饮食习俗；不用蛙肉、蛇肉、蛇皮贴敷皮肤、伤口；不生食或半生食蛙、蛇、禽、猪等动物的肉类，不生吞蛇胆，不饮用生水等。

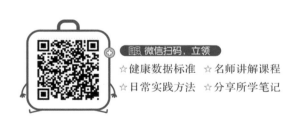

微信扫码，立领

☆健康数据标准　☆名师讲解课程
☆日常实践方法　☆分享所学笔记

姜片吸虫病

什么是姜片吸虫病

姜片虫病是由布氏姜片吸虫寄生于人、猪肠道内引起的一种人畜共患寄生虫病。凡是有扁卷螺孳生且有家猪散养的地方，都可成为该病的自然疫源地。

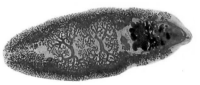

姜片虫成虫

生吃什么感染姜片吸虫

姜片虫成虫寄生在人体或猪的小肠上段，虫卵随粪便排出，落入水中，虫卵发育成毛蚴并孵出。毛蚴主动侵入扁卷螺体内，完成几个发育阶段最终发育成尾蚴，尾蚴从螺体逸出，附着在菱角、荸荠、茭白等水生植物表面形成囊蚴。人因生食带有囊蚴的菱角、荸荠、茭白等水生植物而感染。实验证实姜片虫尾蚴可在水面上成囊蚴，如自然水体中存在此种情况，则饮用生水也可能引起感染。

临床症状和表现

轻度感染者可无症状，中度感染时，患者可出现消化道功能紊乱，表现为腹痛、腹泻、消化不良、排便量多，粪稀而臭，交替便泻及便秘等症状。在营养不良有反复感染或大量虫体寄生患者，可出现消瘦、贫血、下痢、水肿、腹水和肠梗阻等合并症。

如何诊断和治疗

检查粪便发现虫卵可以确诊。口服药物吡喹酮和硫双二氯酚是有效的治疗药物。

如何预防

抓住经口感染这个环节，不生食未经刷洗及沸水烫过的菱角、荸荠、茭白等水生果品，不喝河塘的生水。其次应加强粪便管理，不要放猪到池塘边自由采食水生植物，勿用被囊蚴污染的青饲料喂猪，防止人、猪粪便通过各种途径污染水体。

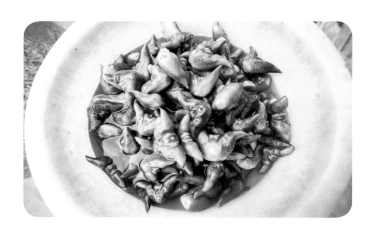

如何安全食用水生植物

水生植物如菱角、荸荠、茭白等是人体感染姜片吸虫的媒介植物，吸附于水生植物表面的姜片虫囊蚴具有一定抵抗力，实验证明，28~30℃时，囊蚴在湿纸上可活10天以上，5℃可活一年。囊蚴不耐高热，在沸水中一分钟即死亡。囊蚴对干燥的抵抗力很弱，附着在水草上的囊蚴经阳光下照射10~12分钟后则失去活力，阳光下曝晒一天即死亡。因此，若生食菱角、荸荠时应削皮并清洗干净后再食用，不能用牙齿啃皮，也可清洗干净后，在沸水中烫一分钟以上或阳光下曝晒一天再食用。

人和宠物共患的寄生虫病——弓形虫病

什么是弓形虫病

弓形虫是一种寄生于人和动物体内的原虫，1908 年由两位法国学者在北非突尼斯的一种啮齿动物刚地梳趾鼠的肝脾单核细胞内发现，因虫体形似弓形或半月形而命名为弓形虫，是一种人畜共患病。

弓形虫可寄生哪些动物宿主

猫科动物是弓形虫的终末宿主。弓形虫对中间宿主的选择极不严格，除哺乳动物（包括人）外，鸟类、爬行类、鱼类都可寄生。在宿主体内寄生的组织选择无明显特异性，所有有核细胞均可寄生。弓形虫在世界各地均有分布，全球约有 30%

的人口可能感染了弓形虫，感染者多数属隐性感染。

主要传染源有哪些

受弓形虫感染猫科动物是终宿主和重要传染源。受弓形虫感染的孕妇可经胎盘传播给胎儿，是发生先天性弓形虫病的主要原因。

传播途径与感染方式有哪些

动物—人传播	几乎所有哺乳动物和鸟类及其他爬行类是弓形虫病的储存宿主，猫科动物是重要的传染源，猫粪便中弓形虫卵囊对人类的饮水、食物及土壤环境等的污染，人误食这些污染的食物、水或与污染的环境密切接触；人食用含弓形虫组织包囊的未经煮熟的肉食品和动物内脏，食用受污染的牛、羊奶等，是造成动物弓形虫传播至人的主要途径，也是人主要的感染方式。此外，猫、犬等动物痰和唾液中的弓形虫可通过接触经黏液及损伤的皮肤进入人体
人—人传播	主要是受弓形虫感染的孕妇出现虫血症经母体血循环传给胎儿，这一感染方式又称垂直传播，一般以孕妇妊娠早期初次弓形虫感染导致胎儿先天感染较多见

动物—动物传播	终宿主猫传播给中间宿主猪、家兔、羊等的过程。主要有三种途径：一是动物食物和饮水中污染了猫粪便中卵囊；二是动物食用受弓形虫组织包囊污染的肌肉和脏器；三是先天性感染，动物在交配、妊娠、分娩过程中的水平和垂直传播

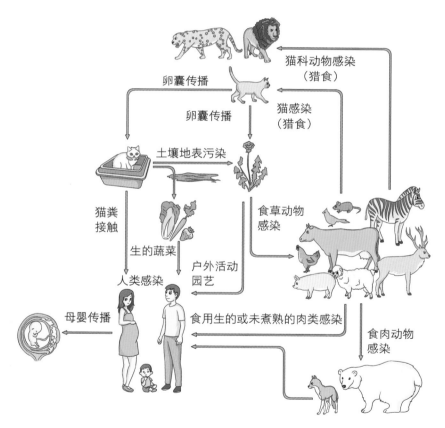

弓形虫传播途径示意图

弓形虫感染广泛流行的原因

弓形虫生活史各期虫体都具感染性

弓形虫中间宿主种类繁多，家畜家禽均易感

可在终宿主与中间宿主之间、中间宿主与中间宿主之间多向交叉传播

包囊可长期生存在中间宿主组织内

终宿主猫排放卵囊量大，且对外环境抵御力强

家养宠物与弓形虫感染

猫感染弓形虫的途径通常是食用生肉、死老鼠、鼹鼠、松鼠或其他被感染的小动物。猫初次感染弓形虫后，虫体进入消化道小肠上皮细胞，只有在这个地方弓形虫才能进行有性生殖即繁殖出下一代卵囊，三至五天后开始排出传染性的卵囊，持续很短的一段时间，平均一周左右，也有的可以长达三周。弓形虫卵囊随粪便排出后可广泛分布于自然环境中，孢子化卵囊在潮湿泥土和沙中可以存活数月并具有感染力，因而被初次感染弓形虫的猫粪污染的食物、饮水甚至尘土，人吃下去都可能感染。

住在室内、而不是"放养"，吃熟的食物或者成品猫粮，不在外捕食，不吃感染的老鼠或鸟类的猫可能被感染的概率很

低。包括犬在内其他宠物仅是弓形虫的中间宿主，自身可能感染弓形虫的，但弓形虫只会存在于它们组织细胞中，它们的粪便排泄物是没有传染性的，但犬等动物痰和唾液中的弓形虫可通过接触经黏液及损伤的皮肤进入人体。因此，养宠物猫、犬虽然不一定会感染弓形虫，但仍然有感染的风险。

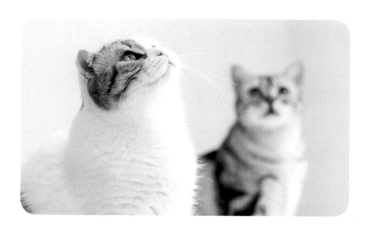

易感人群有哪些

人类对弓形虫普遍易感，胎儿、婴幼儿、肿瘤和艾滋病患者更易感。机体免疫功能低下的人群，尤其长期使用免疫抑制剂、慢性消耗性疾病、各种肿瘤病人，极易使原先隐性感染活化，引起中枢神经系统和全身播散感染。此外，职业、生活方式、饮食习惯与弓形虫感染关系密切，但无性别差异。

弓形虫感染对妊娠的影响

有研究表明，不孕症人群的弓形虫感染率较正常人显著提高，弓形虫感染可导致育龄妇女不孕。孕妇在怀孕期间发生原发性感染（即第一次或初次的感染），可以通过胎盘传染给胎儿，引起先天性感染，对胎儿产生影响，故在怀孕期间，应该避免感染。如果孕妇在怀孕前已经感染过，就不再有传染胎儿的危险。

妊娠早期感染，可造成胎儿流产、早产、死产、脑积水、小脑畸形、畸胎或死胎等，还会增加妊娠合并症风险。

妊娠后期感染，受染胎儿病损多数较轻，往往表现为隐性感染，有的出生后数月或数年出现症状。先天性弓形虫病的诊断需要根据适当而准确的寄生虫学和血清学试验结合各种临床检查才能做出。

临床症状和表现

人类感染弓形虫后，对于免疫力正常的个体，多数为无明显的症状，呈隐性感染状态。当患有恶性肿瘤，器官移植，长期接受免疫抑制剂、放射治疗、细胞毒剂等医源性免疫受损情况下或先天性、后天性免疫缺陷者，如艾滋病患者、孕期妇女等都可使隐性感染状态转为播散性感染，使原有病症恶化。弓形虫是一种机会致病原虫，机体的免疫状态与感染的发展和转归密切相关。

弓形虫有先天性感染和获得性感染两类，如出现先天性感染和免疫功能低下获得性感染者常引起严重的弓形虫病。

先天性弓形虫感染	可造成孕妇流产、早产、畸胎、死产，尤以早孕期感染，畸胎发生率高，受染婴儿表现为脑积水、大脑钙化、视网膜脉络膜炎和精神、运动的障碍为典型症候
脑部弓形虫病表现	有长期发热、咳嗽、呼吸困难等。部分有头痛、偏瘫、癫痫发作、视力障碍、神志不清，甚至昏迷，多见于艾滋病晚期患者
中枢神经系统弓形虫感染	可表现为脑炎、脑膜脑炎、弥漫性脑病、脊髓病变、癫痫和精神异常等
眼部弓形虫病表现	主要特征以视网膜脉络膜炎为多见，成人表现为视力突然下降、眼前黑影飘动、视物模糊。婴幼儿可见手抓眼症，对外界事物反应迟钝，也有出现斜视、虹膜睫状体炎，色素膜炎等
其他少见弓形虫病的表现	可引起心肌炎，心包炎、肝炎、多发性肌炎、肌炎、胸膜炎、腹膜炎等

如何预防感染

注意饮食卫生	肉类要充分煮熟，避开生肉污染熟食，严格执行生熟炊具分开；不吃生的肉食、蛋，不喝未消毒的牛奶和其他奶制品
注意日常卫生	每天清除猫的粪便，接触动物排泄物后要认真洗手；清洗蔬菜和水果要彻底，除去全部残留的土及其他污染物
加强对宠物的管理、监测	猫要养在家里，喂熟食或成品猫粮，不让它们在外捕食；宠物饭碗应与其他器具分开，尽量不要与宠物过分亲密接触，如同桌共餐、同床共眠；尽量不让宠物舔人手及脸，定期为宠物免疫注射和驱虫
孕妇避免与猫的粪便接触	除非血清检查证明已经有过弓形虫感染，否则备孕期间和妊娠期尤其是妊娠前3个月要避免接触猫及其排泄物
加强对职业人群的检查	畜牧业和肉食品加工业从业人员以及宠物饲养者应定期检查

PART 3

土源性寄生虫病

　　土源性寄生虫病是指人体排出感染性病原体（卵、幼虫），病原体在外界环境中（严格讲是指在土壤内发育）发育至感染期后可直接感染人体，无需中间宿主的一类寄生虫病，主要有蛔虫、钩虫、鞭虫等，因为蛲虫属直接型生活史的寄生虫，在流行病学上亦可称为土源性寄生虫。

能抵抗消化液的线虫——蛔虫病

什么是蛔虫病

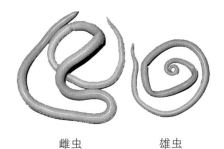

雌虫　　　　　雄虫

蛔虫成虫

蛔虫形似蚯蚓，学名似蚓蛔线虫，是人体常见寄生虫之一，蛔虫病是指蛔虫的幼虫在人体内移行和成虫寄生于人体小肠所致的疾病。

人蛔虫的体壁由角质膜、上皮和纵肌层构成，角质膜有保护作业，能够抵抗消化液的消化作用。此外，蛔虫生活在小肠内，在长期演化过程中，其分泌物中含有消化酶抑制剂，可抑制小肠内消化酶发挥作用而不受侵蚀，从而适应小肠的寄生环境。

蛔虫的生活史是怎样的

蛔虫成虫寄生于人的小肠，雌、雄成虫交配后雌虫产卵，卵随粪便排出体外环境中，在适宜条件的土壤中发育，约经 3

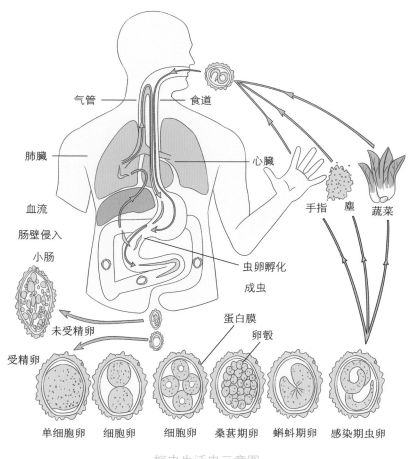

蛔虫生活史示意图

周，卵细胞发育为感染期卵。感染期卵被人吞入，在小肠内孵出幼虫，幼虫能侵入小肠黏膜钻入肠壁小静脉或淋巴管，经静脉入肝，再经右心到肺，穿破毛细血管进入肺泡，在此进行两次蜕皮，然后沿支气管、气管移行至咽，被人吞咽到小肠，在小肠内发育为成虫，完成生活周期。

传播及感染方式有哪些

人感染蛔虫是食入感染性蛔虫卵，蛔虫卵不是从一个宿主直接传给另一个宿主，主要是虫卵依附在食物上通过口进入人体。蛔虫传播方式主要有：

用未经无害化处理的粪便施肥、儿童随地大便虫卵污染土壤，人接触土壤和农作物而感染

饮用被虫卵污染的生水

带有泥土的蔬菜、鞋底等常携有蛔虫卵，虫卵附在蔬菜、鞋底上被带进庭院、室内，可污染室内的地面、家具、食具

暴雨、洪水等自然灾害发生时，厕所粪水溢出导致蛔虫卵散播周边环境

依附在手指及指甲缝上的虫卵被误食

猪、犬、鸡、鼠等动物和蝇及蜚蠊等昆虫可机械性播散虫卵

生食或食用被虫卵污染未洗净的生菜、泡菜、瓜果等

蛔虫对人体的损害及表现

幼虫对人体的损害及表现

蛔虫的生活周期中，幼虫需经过肺泡蜕皮两次，在移行过程中，可引起肝、肺机械性损伤，尤其是穿破毛细血管进入肺泡时，引起点状出血以及嗜酸性粒细胞为主的细胞浸润炎症反应，引起嗜酸性粒细胞肺炎。大量蛔虫幼虫感染可引起蛔幼性肺炎，临床表现为咳嗽、胸闷、喉痒、干咳、哮喘或荨麻疹，偶可伴有发热、痰中带血或过敏性皮炎，多数病例发病 4~14 天可自愈。

成虫对人体的损害及表现

一是掠夺营养和破坏肠黏膜的吸收，成虫寄生于小肠以未消化完全的食物为营养，不同程度的影响人体摄取营养物质；成虫在肠道机械性损伤，影响肠黏膜对蛋白质、脂肪、碳水化合物、维生素 A、维生素 B2 和维生素 C 的吸收，大量寄生可引起营养不良，发育迟钝。表现为不同程度的消化道症状，如厌食、偏食甚至异食癖，消化不良、恶心、多有突然发生的脐周一过性隐痛或绞痛。儿童患者常有皮肤瘙痒，磨牙或惊厥等表现。

二是过敏反应，蛔虫的代谢分泌物是一类变应原，可引起宿主皮肤、结膜、肠黏膜的过敏反应，表现为荨麻疹、腹胀痛及结膜炎等，有关文献报道，蛔虫感染是儿童对植物花粉等过敏而发生哮喘的诱因。

常见的并发症有哪些

蛔虫引起的并发症与其习性有关，蛔虫有乱窜钻孔，扭结在一起的习性，由于发热、辛辣饮食、麻醉或服用驱虫药不当等使寄生环境改变，蛔虫活动性增强，扭结成团可阻塞肠道，或钻入其他器官而引起多种并发症，常见的并发症有：胆道蛔虫症、蛔虫性肠梗阻、蛔虫性阑尾炎、蛔虫肠穿孔、肝蛔虫病、胰腺蛔虫病、气管和支气管蛔虫病、肺动脉及心脏蛔虫病等，可发生钻入所在脏器的病症，蛔虫并发症以胆道蛔虫症最常见。此外，雌蛔虫侵入肝、腹腔或肺等处均可排虫卵，虫卵若遗留在某些脏器组织中，可引起蛔虫性肉芽肿病变。

孩子脸上长白斑是感染了蛔虫吗

很多家长看到孩子脸上长了白斑就认为是有蛔虫了，便急着给孩子打虫子。其实这些白斑与肠蛔虫病的关系不大，不能仅凭这些改变就认定孩子肠内有蛔虫。所谓"虫斑"在医学上称为白色糠疹，又名单纯糠疹（俗称桃花癣），又叫链球菌性糠疹，是儿童和青少年常见的皮肤病。该病的病因可能为链球菌感染、儿童皮脂腺未充分发育、皮肤缺乏皮脂保护、营养不良、体内缺乏 B 族维生素以及过度清洗、阳光暴晒等。该病多在春天起病，夏秋季消退，主要表现为色素减退性圆形或椭圆形斑片，大多长在面部、口周、面颊、前额，也可见于颈、肩、胳膊、前胸、臀部。自觉症状不明显，少数患者可有轻度瘙痒，白色糠疹除了对美观有影响外，对身体健康影响不大。

民间常把这种白斑称作"蛔虫斑"，甚至将它作为确诊蛔虫等寄生虫的依据，盲目使用驱虫药。孩子脸上的白斑与蛔虫并无必然的联系。所以自家孩子如果脸上起了白斑，拿不定主意的，还是前往医院就医，化验孩子的粪便，如果查到虫卵，便可确诊。

孩子夜间磨牙是感染了蛔虫吗

发现儿童晚上睡觉磨牙时，很多家长都会认为孩子感染了蛔虫，有些儿童感染了蛔虫或其他肠道寄生虫时，会出现晚上睡觉磨牙，但是，其他因素也会引起这种症状，例如牙齿咬合关系不好、晚上大脑兴奋、胃肠功能紊乱、晚餐吃得太饱、营养素缺乏等因素也可能导致孩子夜间磨牙，这种症状并没有什么特异性，建议请医生帮忙查找原因，再给予针对性的处理。

治疗方法有哪些

肠道蛔虫病采用药物治疗，常有药物有阿苯达唑、甲苯达唑，左旋咪唑和枸橼酸哌嗪等，以阿苯达唑使用较为普遍，成人 400mg，顿服，14 岁儿童剂量减半，蛔虫卵阴转率达96%~100%，驱虫效果好，并且副作用少。蛔虫并发症应视情况，进行手术治疗。

如何预防

消灭传染源：人是蛔虫病的唯一传染源，查治病人和带虫者，即可保护人体健康，又可消除传染源

健康教育：注意饮食卫生，增强自我防护意识，养成良好的卫生习惯，不吃不洁的食物，生食的蔬菜、瓜果一定要洗净后才能食用，饭前便后勤洗手，勤剪指甲，儿童不要吮吸手指头

粪便管理：防止粪便污染环境，切断蛔虫传播途径，不随地大便，改水改厕，建无害化厕所，保证生活用水清洁，使用无害化人粪做肥料

肠壁上吸血的小线虫——钩虫病

什么是钩虫病，主要分类有哪些

钩虫病是由钩虫寄生人体小肠所引起的疾病。临床上以贫血、营养不良、胃肠功能失调为主要表现，重者可致发育障碍及心功能不全。

寄生于人体的钩虫主要为十二指肠钩口线虫或美洲

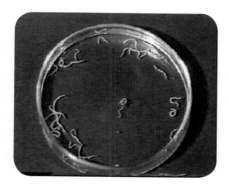

从肠壁取出的钩虫成虫

板口线虫。此外，锡兰钩口线虫、巴西钩口线虫和犬钩口线虫等动物寄生虫的幼虫偶可侵入人体，但一般不能发育为成虫，可引起皮肤移行症。

人是如何感染钩虫的

皮肤接触有感染性的钩虫幼虫是人体的主要感染方式。钩虫主要传染源为钩虫病患者和钩虫感染者，钩虫成虫在人的小肠内生活、繁殖，每条钩虫每天产 0.5 万 ~3 万枚虫卵，

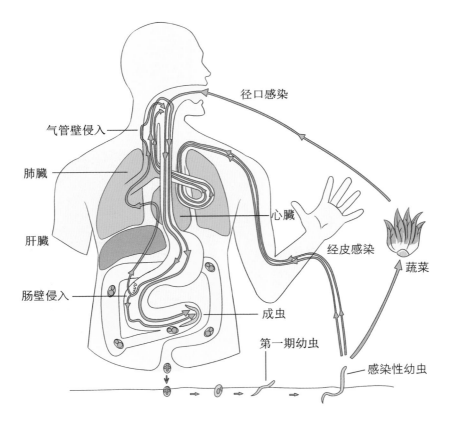

钩虫生活史示意图

虫卵随粪便排出体外，如果这些粪便未做无害化处理就给土地施肥，虫卵在适宜的温度和湿度的土壤中发育为有感染力的丝状蚴，人因生产和生活活动接触有丝状蚴的土壤或植物而感染。这些接触方式主要是赤脚下地生产劳动、用手或赤脚玩土、走路，幼虫就会通过皮肤或指（趾）缝间，侵入人体，进入小肠发育为成虫。此外，生吃被感染性幼虫污染的蔬菜，也可经口感染。

如何诊断

钩虫感染在农村尤其是我国南方农村地区仍较常见，化验粪便，显微镜下发现钩虫卵即可诊断。居住在钩虫病流行区，从事田间劳动、手足等皮肤裸露部位与土壤有接触史、有食入不洁蔬菜或瓜果史；患有皮炎、咳嗽、哮喘发作史；贫血、食欲减退或食欲怪异、劳动力降低者，少儿出现营养不良和生长发育迟缓，应考虑钩虫病的可能。但钩虫病的这些临床症状并无特异性，仅根据临床症状难于诊断，应通过化验粪便确诊。

什么是钩蚴性皮炎及表现

由钩虫的幼虫——钩蚴（感染期幼虫）侵入皮肤而引起的一过性局部皮肤损害，称钩蚴皮炎或钩虫皮炎，俗称"土痒疹"、"着土痒"、"粪毒块"等。钩蚴（以美洲钩蚴为主）侵入处，可在20~60分钟内出现烧灼、奇痒、针刺感。表现水肿、红斑，继而形成丘疹，尤以足趾间、足底、手背及指间最为常见，1~2天内转为水疱，一般于3~4天后自行消失，2周左右自愈。如搔破，易继发细菌感染，局部淋巴结肿大，偶可出现一过性荨麻疹，愈合延迟。该病遍布全球，尤其是热带、亚热带国家多见，我国也遍布广大农村地区，南方比北方发病率高，多发生在夏秋潮湿季节。

钩虫病患者为什么会出现贫血

钩虫对人体的主要危害是由于成虫的吸血活动，使人慢性失血，铁和蛋白质不断消耗而导致贫血，这种贫血属于低色素小细胞性贫血或缺铁性贫血。

造成慢性失血的主要原因：

虫体自身的吸血及血液迅速经其消化道排出，造成人体的失血

钩虫吸血时，同时分泌抗凝素，致使自咬附部位黏膜伤口渗出血液，其渗出血量与虫体吸血量大致相当

虫体更换咬附部位后，原伤口在凝血前仍可继续渗出少量血液

虫体咬吸活动造成组织损伤，偶尔损失较大的血管，引起血液的流失

如何预防钩虫病

以个体防护措施为主，包括：

积极治疗病人和感染者，减少传染源

搞好粪便无害化处理，修建无害化厕所或粪坑密封加盖，杀灭虫卵，禁止鲜粪施肥，是预防本病的关键措施。不吃不洁生蔬菜，防止钩蚴经口感染

在易受感染的环境中劳动时，避免赤手裸足操作，注意局部皮肤防护，如下地劳动穿鞋、戴手套，在手足皮肤上涂 1% 的碘酊或 25% 的明矾水等

引起肛门脱垂的小线虫——鞭虫病

什么是鞭虫病

鞭虫病是由毛首鞭形线虫寄生于人体的盲肠、阑尾及升结肠所致的肠道寄生虫病。

鞭虫的生活史是怎样的

人是鞭虫唯一的宿主，成虫主要寄生于人盲肠内，严重感染者可见于结肠、直肠甚至回肠下端等处。成虫在寄生部位交配产卵后，卵随寄主粪便排出体外，在土壤中经过三周左右的时间发育成感染期卵，感染期卵随被污染的食物、蔬菜或水源经口感染，卵在小肠内孵化，侵入局部肠黏膜，摄取营养并发育，约经 10 天幼虫返回肠腔移行到盲肠处，发育为成虫，完成生活周期。

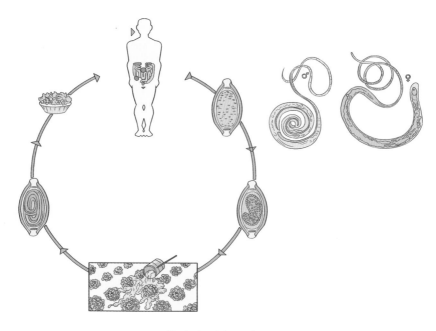

鞭虫生活史示意图

人体感染方式有哪些

鞭虫分布与蛔虫相似，是一种常见的土源性线虫病，多发生于热带、亚热带及温带气候温暖潮湿地区。人体对鞭虫普遍易感，且能反复感染。鞭虫感染来源主要是虫卵污染土壤和地面，使用新鲜粪便施肥或随地大便，苍蝇、蟑螂体表携带感染性虫卵污染环境、物品、食物等。人是鞭虫传播中唯一宿主和传染源，人体感染鞭虫是由于生食有感染性虫卵污染的不洁蔬菜、瓜果和水，也可通过污染的手，经口受到感染，人与人不直接传播。

临床症状和表现

成虫头端钻入肠道黏膜层或黏膜下层甚至肌层，以组织液和血液为食。由于虫体的机械性损伤和分泌物的刺激作用，可致局部充血、水肿或慢性炎症反应，引起消化道症状。

轻度感染一般症状不明显，严重感染往往出现食欲不振、恶心、呕吐、腹痛、腹泻或便秘以及消瘦、乏力、头晕、便血等症。少数儿童重度感染患者可出现发热、荨麻疹、嗜酸性粒细胞增多、四肢浮肿，甚至贫血和发育迟缓等全身反应，并易发肠道细菌感染、营养不良、肛门脱垂。

如何诊断和治疗

粪便检查检获虫卵即可确诊，此外，直肠镜或纤维结肠镜检查重感染者有肠黏膜水肿、充血及线形状出血点，发现虫体可用活检钳取出鉴别，也可诊断鞭虫病。

鞭虫病采用药物治疗，常用药物有阿苯达唑、甲苯达唑等。使用方法为：

阿苯达唑	成人 400mg，顿服，连服 2 天，儿童剂量减半，重度感染的疗程为 5~7 天
甲苯达唑	成人剂量每次 200mg，每天 3 次，连服 3 天，儿童剂量减半，重度感染可治疗 6 天或重复一个疗程

如何预防

鞭虫病的预防基本同蛔虫病。

治疗病人，消除传染源。人是鞭虫病的唯一传染源，治疗病人即可保护人体健康，又可消除传染源

加强粪便管理，防止污染环境。不随地大便，建无害化厕所，保证生活用水清洁，使用无害化人粪做肥料，切断传播途径

注意个人卫生及饮食卫生，增强自我防护意识。养成良好的卫生习惯，不吃不洁的食物，生食的蔬菜、瓜果一定要洗净后才能食用，饭前便后勤洗手

微信扫码，立领

☆ 健康数据标准　☆ 名师讲解课程
☆ 日常实践方法　☆ 分享所学笔记

从肛门往外爬的小动物——蛲虫病

什么是蛲虫病

蛲虫病是以引起肛门、会阴部瘙痒为特征的一种肠道寄生虫病。

蛲虫又称"线头虫"或"屁股虫"，学名是蠕形住肠线虫，是最常见线虫感染之一。蛲虫成虫长大约 1 至 2 厘米，如同白色细线头，"线头虫"的

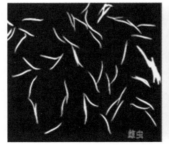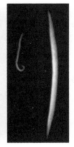

蛲虫成虫

别名由此得来，因蛲虫常出现在肛门周围皮肤皱褶处，可导致肛门周围瘙痒，儿童经常因此挠屁股，因而又称"屁股虫"。

蛲虫生活史特点

蛲虫生活史简单，不要中间宿主，虫体不必经过人体之外的环境发育。成虫寄生于人体肠腔内，雌雄交配后，雄虫很快死亡而被排出体外；雌虫在肠内一般不排卵或仅产很少虫卵。当人睡眠，肛门括约肌松弛时，雌虫向下移行至肛门外，产卵于肛门周围和会阴皮肤皱褶处，产卵后雌虫大多自然死亡，成

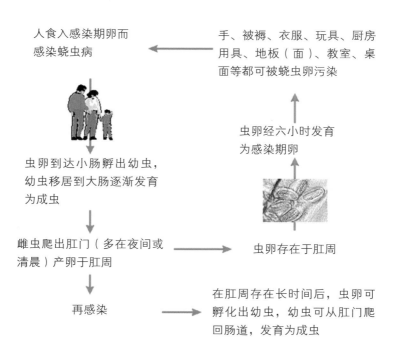

人食入感染期卵而感染蛲虫病

手、被褥、衣服、玩具、厨房用具、地板（面）、教室、桌面等都可被蛲虫卵污染

虫卵经六小时发育为感染期卵

虫卵到达小肠孵出幼虫，幼虫移居到大肠逐渐发育为成虫

雌虫爬出肛门（多在夜间或清晨）产卵于肛周

虫卵存在于肛周

再感染

在肛周存在长时间后，虫卵可孵化出幼虫，幼虫可从肛门爬回肠道，发育为成虫

蛲虫生活史示意图

虫寿命不超过 2 个月。因为蛲虫出现在肛周皮肤皱褶处排卵，可导致肛周瘙痒，患者瘙痒可直接从肛门通过污染的手指经口感染。

人体感染方式有哪些

蛲虫的传染源是蛲虫病患者，有三种感染方式。

自身感染	患者直接从肛门通过污染的手指经口感染，是自身再感染的最重要途径
接触感染	患者通过被虫卵污染的手，再污染玩具和日常用品，或者通过散落在衣裤、被褥、室内家具和地面上的蛲虫卵，他人因接触虫卵而感染，是集体机构和家庭传播本病的重要方式
吸入感染	散布在外界的蛲虫卵因比重小，可被动飞散到空气中，或附着在飞扬的尘土中，随着人的呼吸将虫卵吸进体内，使人感染

此外，蛲虫卵在肛门周围，因温度、湿度适宜而孵化，逸出的幼虫可能再钻入肛门到达肠内发育为成虫，引起逆行感染。

为什么幼儿及儿童易感染蛲虫

蛲虫在幼儿及儿童间传染较广泛，主要是被感染的幼儿或儿童症状为肛门及会阴部瘙痒，由于瘙痒而抓挠瘙痒部位，同时沾染上虫卵，再通过接触玩具、座椅或门把手等将虫卵扩散到孩子容易碰到的生活范围内，其他孩子很容易再碰触已被沾染虫卵的玩具、桌椅等物品，通过口进入新的个体。在幼儿园只要有一名儿童感染者，就可能在短时间内，传染给同范围的幼儿及儿童。

临床症状和表现

约三分之一的蛲虫感染者可完全无症状，雌虫产卵引起肛门周围及会阴部瘙痒和炎症是蛲虫病的主要症状。患儿常有烦躁不安、失眠、夜惊、夜间磨牙、食欲减退、消瘦等症状，长期反复不愈可影响儿童的身心健康。

由于成虫附着处的肠黏膜损伤，可至消化道功能紊乱，或慢性炎症或微小溃疡，感染虫数较少时，一般无明显症状，感染虫数较多时，可引起营养不良和代谢紊乱。

少数雌虫产卵后可误入其他部位，引起异位寄生，如排虫卵后的雌虫侵入阴道，可引起阴道炎、输卵管炎、子宫内膜炎等；如侵入泌尿生殖系统，可引起尿频、尿急症状；侵入阑尾发生阑尾炎，甚至发生腹膜炎。此外，在某些异位寄生部位可形成以虫卵或虫体为中心的肉芽肿病变，造成异位损害。

如何预防

避免重复感染是预防蛲虫病的关键，治疗与预防须同时进行，个人防治与集体防治同时进行，才能根治。

驱虫治疗	口服药物甲苯达唑或阿苯达唑片剂对蛲虫病均有效
防止重复感染	开展卫生健康教育，养成良好卫生习惯，饭前便后勤洗手，清洗玩具、勤剪指甲、纠正吸吮手指的习惯；勤换洗内衣裤、被褥，蛲虫感染者换下的内衣裤应蒸煮或开水浸泡后日晒杀虫，连续 10 天；肛门瘙痒者可用 10% 氧化锌软膏、10% 鹤风油膏涂抹肛门周围，有止痒和杀虫作用，直到治愈

水源性寄生虫病

水源性寄生虫病是指因饮用或接触被寄生虫污染的水而引起的寄生虫病，临床表现因虫种和寄生部位不同而异。

腹泻元凶——溶组织内阿米巴病

什么是溶组织内阿米巴病

溶组织内阿米巴病是由溶组织内阿米巴侵入人体所致的一种原虫病。溶组织内阿米巴也称痢疾阿米巴，主要寄生在结肠内，引起阿米巴痢疾和阿米巴结肠炎。按感染部位也可分为肠阿米巴病和肠外阿米巴病。

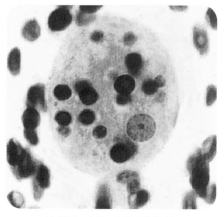
溶组织内阿米巴滋养体

人体感染方式有哪些

溶组织内阿米巴有滋养体和包囊两个发育阶段，人是适宜宿主，猫、狗和猴等动物体内偶可寄生，传染源主要是粪便中持续排出包囊的带虫者和慢性阿米巴痢疾患者。包囊随人粪便排出后，在外界潮湿环境中可存活并保持感染性 12 天以上，人经口摄入包囊而感染，主要方式是：

包囊污染水源，误食包囊污染的饮用水

含有包囊粪便污染食物或用具，误食未洗净和未煮熟含包囊的食物

包囊可无损伤地通过蝇类及蟑螂消化道，食物或者餐具被蝇类及蟑螂粪便污染而传播

同性恋者的不正常的性行为，导致包囊的间接感染

溶组织内阿米巴主要在人际间传播，传播与经济欠发达、人口密集、公共卫生条件简陋及个人卫生习惯等因素有关。

易感人群有哪些

人类对溶组织内阿米巴普遍易感，但旅游者、流动人群、

同性恋者，免疫力低下的病人、营养不良或患恶性肿瘤的病人及长期应用肾上腺皮质激素的病人更易感。

主要临床症状和表现

阿米巴病的临床表现复杂，病程较长且多反复不定，可表现为：

带虫者	占感染者的90%，大多由非侵袭型感染所致，无明显临床症状
阿米巴病患者	一般由侵袭型溶组织内阿米巴感染引起，出现明显临床症状，多表现为肠阿米巴病，也可引起肠外阿米巴病

肠阿米巴病 占患者的多数，主要为阿米巴痢疾。回盲部和升结肠形成典型的口小底大的烧瓶样溃疡；腹痛伴里急后重，急性腹泻；粪便可呈褐色果冻状的脓血黏液便，有特别腥臭味。慢性患者主要表现为间歇性腹泻或与便秘交替出现，大便呈黄糊状，恶臭，伴有腹痛、腹胀和体重下降。病程可持续1年以上，甚至达5年之久。

肠外阿米巴病 溶组织内阿米巴滋养体可经血行播散到

其他组织和器官，引起肠外阿米巴病，其中以阿米巴肝脓肿最常见。肝脓肿患者常有右上腹痛并可向右肩放射，发热、肝大伴触痛，以及寒战、盗汗、厌食和体重下降等全身表现，肝脓肿穿刺可见带有腥臭味的巧克力酱样脓液。肺阿米巴病常发生右肺下叶，患者有胸痛、发热、咳嗽等表现，形成肺支气管瘘后则咳巧克力酱样痰。脑脓肿多为中枢皮质的单一脓肿，绝大多数是脑脓肿患者合并肝脓肿，有头痛、呕吐、眩晕、精神异常等表现。

并发症　常见的并发症包括急性肠穿孔伴继发细菌性腹膜炎、肠出血、肠道狭窄梗阻、阑尾炎和中毒性巨肠症等。

如何诊断

肠阿米巴病，可根据临床表现，如粪便性状、里急后重、腹痛等症状做出临床诊断。患者粪便或组织中检查出阿米巴滋养体或包囊，可确诊。肠外阿米巴病，可用超声波检查，CT 扫描，磁共振等辅助诊断方法。

治疗患者和带虫者。首选药物为口服甲硝唑，对于急性或慢性侵入性肠阿米巴病或肠外阿米巴病患者均适用，对于无症状包囊携带者的治疗可选择巴龙霉素

加强粪便管理和水源保护。对粪便、垃圾和污水进行无害化处理，防止粪便污染水源，保护好生活饮用水

注意个人卫生和饮食卫生。养成良好卫生习惯，不喝生水、饭前便后洗手，不生吃蔬菜、瓜果要洗净后食用

搞好环境卫生。消灭苍蝇和蟑螂

旅游者腹泻——蓝氏贾第鞭毛虫病

什么是蓝氏贾第鞭毛虫病

蓝氏贾第鞭毛虫病通称贾第虫病，是由蓝氏贾第鞭毛虫寄生在人体小肠引起的原虫性疾病。患者以腹痛、腹泻和消化不良为主要症状。人主要是饮用被粪便污染的水或食物而感染，该病在旅游者中较多发生，故又称"旅游者腹泻"。

传播途径与感染方式有哪些

贾第虫有滋养体和包囊两个发育阶段，人是适宜宿主，一些家畜和野生动物也可作为该虫的宿主。粪便中持续排出包囊的人和动物是本虫的传染源。包囊随人粪便排出后，在水中和凉爽的环境中最长可存活一个月。人经口摄入包囊而感染，成熟包囊在肠道内形成滋养体而致病。感染方式主要是：

误食包囊污染的饮用水而感染。水源的污染主要来自人、动物的粪便和污水，自来水中的常用的消毒剂在标准浓度下对包囊并无杀灭作用

误食包囊污染的食物而感染。食物污染主要来自食物操作者或管理者，分发包囊污染的食物，也可导致感染传播

同性恋者的不正常性行为，导致包囊的间接感染

易感人群有哪些

人类对贾第虫普遍易感，但幼儿、身体虚弱和免疫功能缺陷者尤其易感，贾第虫病是艾滋病患者主要机会性寄生虫病。

典型临床症状和表现

贾第虫病是机会性寄生虫病，人体感染后，通常表现为无症状的带虫状态，仅少数人出现症状。急性期初期可有恶心、厌食，并伴有低热、寒战、头痛、乏力等症状，继而出现该病的典型症状，表现为暴发性腹泻、大量水样便、大便恶臭，一般无脓血。急性期患者若未得到及时治疗，往往转化为亚

急性或慢性期。主要表现为间歇性短时间内排出恶臭味软便或粥样，伴腹胀、痉挛性腹痛、肠胀气、恶心、体重减轻等症状，慢性期病人比较多见，周期性排稀便，恶臭，病程可达数年而不愈。儿童病例和严重感染者因长期吸收不良可导致消瘦、体重减轻、发育障碍、贫血等。如虫体侵犯胆囊和胆管时，患者表现为胆囊炎和胆管炎症状。此外，部分患者可表现为胃炎、阑尾炎等。

如何诊断

由于贾第虫病的临床症状与其他原因引起的胃肠炎表现类似，并无特异性，因此，查找贾第虫病原体是确诊的重要依据。一般新鲜腹泻粪便中可发现滋养体，糊状便和成形粪便中多为包囊。粪便直接生理盐水涂片找到滋养体，或碘液染色后可找到包囊可确诊。由于包囊形成有间歇的特点，故检查时以隔天粪检并连续 3 次以上为宜。检查粪便多次阴性者，采用十二指肠液或胆汁检查，可提高检出率。

如何预防和治疗

积极治疗病人、带虫者和宠物。控制人和动物传染源，治疗常用药物有甲硝唑、阿苯达唑、氯硝唑等

加强人和动物粪便管理和水源保护。对粪便、垃圾和污水进行无害化处理，防止粪便污染水源，保护好生活饮用水

健康教育。注意环境卫生、个人卫生、饮食和饮水卫生

保护环境卫生，消灭苍蝇和蟑螂

微信扫码，立领

☆健康数据标准　☆名师讲解课程
☆日常实践方法　☆分享所学笔记

地方性寄生虫病

地方性寄生虫病是指在一定区域内经常发生某种寄生虫病感染流行的现象。在区域内存在着某种寄生虫及其媒介或动物宿主的生长繁殖条件，具有非常明确的流行区，并只有在此区域内才发生感染的寄生虫所引起的疾病则为典型的地方性寄生虫病。例如血吸虫病和包虫病，因受特定的中间宿主存在和畜牧业发展而发生的寄生虫病。

虫癌——包虫病

什么是包虫病，主要分类有哪些

包虫病是棘球蚴病的俗称，是由棘球绦虫的幼虫寄生于人和动物的肝、肺等其他组织器官引起的一种人兽共患寄生虫病。全球能感染人的棘球绦虫有 4 种，我国主要有细粒棘球绦虫幼虫引起的囊型包虫病和多房棘球绦虫幼虫引起的泡型包虫病。

为什么要把泡型包虫病称为虫癌

泡型包虫病原发寄生部位几乎 100% 在肝脏，患者在最初的十几年无症状潜伏，泡型包虫在肝实质内慢性芽生蔓延，波及整个肝脏，并通过外生性出芽繁殖，不断向外围组织浸润形成新的囊泡，类似恶性肿瘤。泡型包虫病病情进展缓慢，患者一旦发作，手术治疗费用巨大，难于根治，部分患者需要肝移植，没有经过治疗或治疗不当患者，十年死亡率高达90%以上。

包虫病的流行地区有哪些

包虫病广泛分布于全球以畜牧业生产为主的地区，我国包虫病高发区主要集中在高山草甸地区及气候寒冷、干旱少雨的牧区及半农半牧区，以新疆、青海、甘肃、宁夏、西藏、内蒙古和四川较为严重，是本病的疫源地和流行区。陕西、河北、山西、黑龙江、吉林、辽宁、北京、河南、山东、安徽、湖北、贵州、云南、江西、广东、贵州、重庆、江苏和上海等省（市、自治区）有输入病例或本地感染病例，但未发现本病的生活史循环。

包虫的生活史是怎样的

成虫寄生在终宿主犬、狼、狐等肉食动物小肠内，孕节或虫卵随粪便排出体外，当中间宿主（羊、牦牛包括人）误食虫卵和孕节后，卵内六钩蚴在小肠内孵出，钻入肠壁小血管，并经血循环进入肝、肺等器官，发育成棘球蚴，引起包虫病。羊、牦牛体内的棘球蚴若被犬、狼、狐等吞食后，棘球蚴顶突翻出，附着小肠壁，逐渐发育为成虫，完成生活周期。

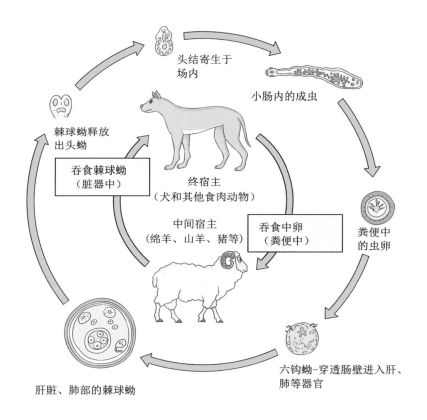

包虫生活史示意图

传播途径与感染方式有哪些

感染棘球绦虫后排出含虫卵或孕节粪便的犬是本病的主要传染源，狼、狐、豺等虽也为终宿主，但作为传染源的意义不大。在流行区的羊、牛群中常有包虫病存在，而居民常以羊或牛等其他家畜内脏喂家犬，使犬有吞食包虫囊肿（棘球蚴）的机会，感染常较严重，包虫病常以狗和羊、牛家畜之间循环传播为特点。人的感染方式主要是：

与狗密切接触，挤奶、放牧、剪毛等过程其皮毛上虫卵污染手指后经口直接感染

家犬粪中虫卵污染蔬菜或水源，尤其人畜共饮同一水源，可造成间接感染

在干旱多风地区，虫卵随风飘扬，吸入含虫卵的空气飞沫、灰尘也可经呼吸道感染。人与人之间，羊、牛之间不会直接传染

哪些人易得包虫病

不同种族和性别的人对包虫均易感，从事畜牧业生产、畜产品和皮毛产品加工销售和使用、狩猎的人群感染包虫的风险

大。在非流行区，人偶尔接触来自流行区的动物皮毛而感染，随着流行区畜产品输出增多，非流行区也存在潜在危险。

养狗会得包虫病吗

在牧区，牛羊屠宰以个体为主，牧民屠宰患包虫病牛、羊常将内脏喂家犬或抛于野外，家犬吞食后感染，感染的病犬排出虫卵随粪便污染食物、牧场、水源，人与狗玩耍密切接触，其皮毛上虫卵污染手指后也可经口直接感染。

囊型包虫病的临床表现

早期患者没有明显症状和体征，临床表现取决于囊肿的大小、部位、发育阶段、是否失去活性及有无并发症等。寄生部位以肝、肺为主，无并发症的肝棘球蚴囊肿通常处于临床潜伏期而无症状，常在感染多年后体检时或因其他疾病手术时偶然被发现。但随着包虫囊肿逐渐增大，开始挤压周围组织器官而出现症状，机械压迫可使寄生部位周围组织发生萎缩和功能障碍，如囊液溢出，可引起过敏性休克，严重可致死。

泡型包虫病的临床表现

泡型包虫病几乎都发现在肝脏，泡型包虫生长缓慢，潜伏期很长，具隐袭进行性特点。早期无临床症状，仅在肝脏 B 型超声波普查时发现。

肝脏泡型包虫病可分为巨块型、弥漫的结节型和混合型三种类型，临床表现为食欲不振、消化不良、肝区疼痛、有坠胀感，右上腹可触及肿块或肝肿大，肿块坚硬，触诊有结节感。泡球蚴病变累及肝门，压迫胆总管引起梗阻性黄疸，黄疸为进行性，常伴有皮肤瘙痒、食欲减退等消化道症状。重者患者肝脏整叶或两叶均有广泛病变，患者有乏力、消瘦等全身症状，晚期病人甚至有恶病质现象，患者症状体征类似肝癌，但病程较长。泡型包虫病具有似肝癌样浸润生长的特点，可发生转移并出现转移病灶所在脏器症状。主要并发症是因胆道系统梗阻、感染而至的败血症或中毒性休克、肝功能损害至肝衰竭和多脏器功能衰竭而死亡。

包虫病的治疗方法

有药物治疗和手术治疗。药物治疗主要是服用阿苯达唑片剂和阿苯达唑乳剂。手术治疗仍为主要的治疗手段，具体手术方法依包囊大小，有无胆瘘和感染或钙化决定。

如何预防

控制包虫病重点是抓犬的管理。主要措施是：

控制养狗，彻底消灭野狗，提倡对狗进行拴养

因生活或生产等需要饲养的狗，应做到登记，定期检疫，在专业人员指导下，每月及时给病狗进行吡喹酮药物驱虫治疗

加强屠宰管理，禁止用生的动物器官喂狗，严格处理牲畜内脏，对于宰杀后的牲畜内脏，应煮熟以后喂狗

不要随便抚摸狗，抚摸后要及时洗手，饭前洗手，避免手上沾染的虫卵入口

剪剃羊毛或剥制皮毛时要注意个人防护

纠正不良卫生习惯，不喝生水，改进环境卫生，保护水源

世纪瘟神——日本血吸虫病

什么是日本血吸虫病

日本血吸虫病是由日本血吸虫寄生于人体内所引起的寄生虫病。寄生于人体的血吸虫主要有三种：即流行于亚洲的日本血吸虫、流行于非洲北部的埃及血吸虫、流行于拉丁美洲及非洲中部的曼氏血吸虫。此外，还有间插血吸虫、湄公血吸虫可以寄生人体。日本血吸虫病流行于中国、日本、菲律宾等地，日本已于1996年消除日本血吸虫病，在我国流行的日本血吸虫病，主要是由日本血吸虫寄生于人和哺乳动物体内所引起的疾病，但这种病并不是由日本传入的，而是1904年由日本人桂田富士郎首先发现命名的。

日本血吸虫病是一种古老的地方性疾病，在中国的流行历史至少可追溯到 2100 年前。20 世纪 70 年代，湖南长沙马王堆汉墓和湖北江陵县的汉墓中出土的古尸内脏中都发现了日本血吸虫虫卵。在此之前是否存在本病，目前虽缺乏证据，但推测是极有可能的。历史上，在我国长江以南地区，血吸虫病的流行曾使许多村庄田园荒芜，村毁人亡，"千村薜荔人遗矢，万户萧疏鬼唱歌"是当年血吸虫病肆虐人间的真实写照，因此，该病也被称为"人间瘟神"。

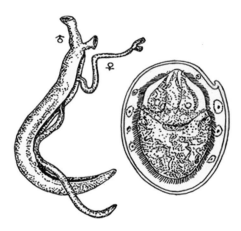

血吸虫成虫与虫卵

我国是什么时候发现血吸虫病的

1905 年，湖南常德广德医院美籍医师罗根在一名 18 岁农民的粪便中检出日本血吸虫卵，并将病例有关情况在专业杂志上发表，我国才开始有了血吸虫病研究和防治工作。

血吸虫病在我国的地理分布情况

血吸虫病主要流行于我国长江流域及以南地区的上海、浙江、福建、广东、广西、四川、云南、江苏、湖北、安徽、江西及湖南等共 12 个省（直辖市、自治区）的部分地区，目前主要流行于四川、云南、江苏、湖北、安徽、江西及湖南 7 个省的部分地区。

血吸虫生活史是怎样的

日本血吸虫成虫寄生于人和多种哺乳动物的肠道的血管中，雌虫产卵后，一部分虫卵随粪便排出体外，虫卵入水后，孵出幼虫（毛蚴），如水中有钉螺，毛蚴即钻入螺体内，完成几个发育阶段最终发育成尾蚴，尾蚴从螺体逸出后悬于水面，当人或其他哺乳动物与水接触时，尾蚴迅速钻入宿主皮肤，最终移居到肠道血管，并在此发育至完全成熟，完成生活周期。

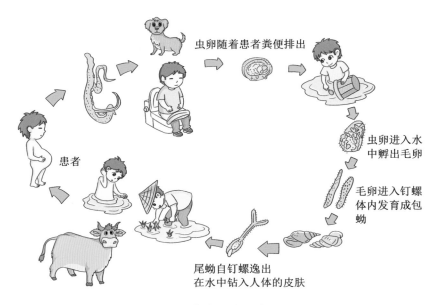

虫卵随着患者粪便排出

患者

虫卵进入水中孵出毛蚴

毛蚴进入钉螺体内发育成包蚴

尾蚴自钉螺逸出在水中钻入人体的皮肤

血吸虫生活史示意图

除感染人，血吸虫还能感染哪些动物

我国流行的血吸虫除感染人外，尚有狗、猫、兔、牛、羊、马、驴、鼠、猪、鹿、黄鼠狼等 42 种哺乳动物能够感染血吸虫，其中牛在血吸虫传播中占有十分重要的地位。鸡、鸭、鹅等禽类和鸟、鱼类是不会感染血吸虫的。

血吸虫病的传染源有哪些

血吸虫的传染源为受感染的人及多种家畜和野生动物。在有钉螺地带活动的牛、羊、猪等家畜和渔民、船民等水上作业人员，血吸虫感染率高，直接向有钉螺环境排泄带有虫卵的粪便，是血吸虫病的主要传染源。

什么叫疫水

疫水是指含有血吸虫尾蚴的水，如果接触到了裸露的人体皮肤，水中的尾蚴会在很短的时间内通过皮肤钻入人体引起血吸虫病。被血吸虫尾蚴寄生的钉螺与水接触或进入水中，尾蚴才能逸出，绝大多数尾蚴在水体中都是静止的悬于水面，故能随水流漂浮到远处，风力、水位涨落、潮汛等也能使它扩散。由于钉螺多栖于水线上下，所以尾蚴的分布也以近岸边的水面最多。温度和光照对尾蚴的逸出有明显的影响，白天有利于尾蚴的逸出，黑夜则不利，在自然情况下，一般接近中午逸出较多，早晨和黄昏次之，夜间最少，温度在 20~25℃最适宜尾蚴的逸出。

人体感染血吸虫的方式有哪些

人体感染血吸虫的方式主要有两类：一是生产性接触疫水感染。如水田作业、打湖草、放牧、防汛、抗洪抢险、测量、勘测、施工、捕鱼捞虾等在疫水中作业；二是生活性接触疫水感染。如游泳、戏水、洗手洗脚、淘米洗菜、洗衣物及饮用疫水等。尾蚴通过皮肤侵入人体，接触疫水机会越多，暴露在疫水中的时间越长，感染的机会越大。人类对日本血吸虫皆有易感性，但人与人之间不会直接传播。

什么人最容易得血吸虫病

人体对血吸虫普遍易感，只要接触到疫水，无论男女老幼均可能感染发病，所以每个人都是血吸虫的易感者。人们是否感染血吸虫，与生产生活用水中，有无血吸虫尾蚴以及接触疫水的频率和时间长短有关。在流行区有螺地带从事捕鱼捞虾的渔民、水上运输船民和在水上从事种植养殖职业人群由于接触疫水的机会较多，容易得血吸虫病。

钓鱼是否会感染血吸虫病

如果是在疫水中钓鱼，在垂钓、投放鱼饵及取鱼过程中，手足接水体，均可感染血吸虫而患病。

喝生水会感染血吸虫吗

血吸虫感染方式主要是尾蚴通过皮肤侵入人体，在血吸虫病流行区，直接饮用未经煮沸的塘沟水、湖水，如果这些水含有尾蚴，可经过口腔黏膜侵入人体，因此，喝生水是有可能感染血吸虫的。

什么叫钉螺

钉螺是一种淡水螺，软体、有雌、雄之分，卵生、水陆两栖。由螺壳和软体两部分组成；表面有纵肋者称"肋壳钉螺"，壳长约 10 毫米，宽约 4 毫米，生存于湖沼或水网地区；

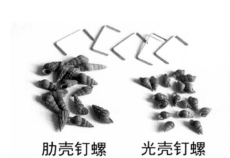

肋壳钉螺　　光壳钉螺

血吸虫的中间宿主——钉螺

壳面光滑者为"光壳钉螺"，比肋壳钉螺稍小，长、宽分别为6毫米和3毫米，多见于山丘地区。钉螺是血吸虫唯一的中间宿主，是血吸虫传播必不可少的媒介。

灭螺与血吸虫病有什么关系

钉螺是日本血吸虫唯一中间宿主，没有钉螺存在，血吸虫就无法繁殖、发育、传播。对人、畜常到及钉螺密度较高的地带灭螺，可以控制钉螺密度，减少感染；对有条件彻底消灭钉螺的地区，消灭了钉螺，血吸虫的生活周期也就中断了，血吸虫病的传播也就不存在。

得了血吸虫病有什么症状和表现

尾蚴性皮炎　由尾蚴侵入皮肤引起，在接触疫水后数小时至2~3天内，血吸虫幼虫侵入处有皮炎出现，表现为局部有红色小丘疹，奇痒，初次感染者这种反应不明显，反复多次感染者反应加重，严重者可伴有全身性水肿和多形红斑。

急性血吸虫病　由于人体在短期内一次感染或再次感染大量血吸虫而出现发热、肝脏肿大及周围血液嗜酸粒细胞增多，伴有肝区压痛、脾脏肿大、咳嗽、腹胀及腹泻等一系列急性症状，症状多在感染后 5~8 周出现。

慢性血吸虫病　人体经常接触疫水或少量多次感染血吸虫所致，有的无明显症状，仅有隐匿间质性肝炎，病人健康与劳动未受影响，少数有轻度的肝脏或脾肿大。主要损害为慢性血吸虫肉芽肿肝炎和结肠炎，最常见症状为慢性腹泻或慢性痢疾，症状呈间歇性出现。腹泻、腹痛或黏液血便常于劳累或受凉后较为明显，休息时减轻或消失，轻度者腹泻，粪内偶带少量血液和黏液；重者可有腹痛，里急后重，痢疾样粪便等，肝肿大较为常见，且多有脾轻度肿大。

晚期血吸虫病　出现肝纤维化门脉高压综合征，严重生长发育障碍或结肠显著肉芽肿性增殖，由于反复或大量感染，虫卵肉芽肿严重损害肝脏，出现干线型肝纤维化，临床上出现肝脾肿大、门脉高压和其他综合征。根据主要临床表现，晚期血吸虫病分为巨脾型、腹水型、结肠增殖型和侏儒型，晚期血吸虫病的主要合并症有上消化道出血和肝性昏迷。

异位血吸虫病　异位血吸虫病是指虫卵在门静脉及其分支以外血管所属脏器内沉积所引起的病变。人体常见的异位损害部位在肺和脑，其次为皮肤、甲状腺、心包、肾、肾上腺皮质、腰肌、疝囊、两性生殖器及脊髓等组织或器官。异位血吸虫病主要有肺型血吸虫病、脑型血吸虫病和胃及阑尾型血吸虫病，可出现血吸虫卵转移产生病灶所在脏器的症状。

到血吸虫流行区旅游如何预防感染血吸虫

血吸虫感染是由于人的行为经水传播而引起。外出旅游，应了解当地是否是血吸虫病流行区，注意当地设置的警示牌，避免接触疫水及周边草地。游客参与水上项目，如水上人家、渔俗文化等体验性项目，应做好个人防护，涂擦防护药物，如防蚴霜、苯二甲酸二丁酯乳剂和油膏等，药物的防治效果多数只能维持 4 小时左右，如下水时间长，应增加涂药次数。

到疫区旅游后 1 个月左右，如出现原因不明的发热症状，应考虑是否患了急性血吸虫病，要及时到医院检查诊治。

我国目前的血防策略是什么

2004 年以来，我国探索并全面实施了"以控制血吸虫病传染源为主的综合防治策略"，即在有螺地带禁止放牧，推进农业机械化代替耕牛，改建无害化厕所等措施为主导，辅以健康教育、查治病、查灭螺及农业、林业、水利血防综合治理工程等措施。

如何预防血吸虫病

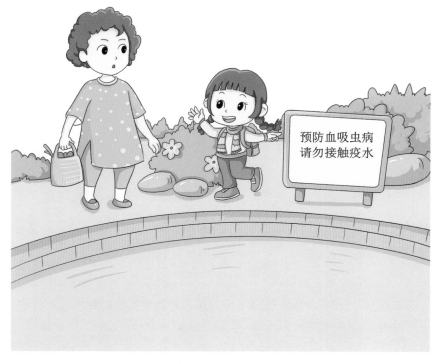

预防血吸虫病
请勿接触疫水

血吸虫病健康教育宣传画

不在有钉螺的湖水、河塘、水渠里游泳、戏水、打草、捕鱼捞虾、洗衣、洗菜等接触疫水的活动

因生产、生活、防汛需要接触疫水时，要采取涂抹防护油膏，穿戴防护用品等措施

接触疫水后要及时到当地医院或血吸虫病防治机构进行检查和早期治疗，查出的病人要在医生的指导下积极治疗

生活在疫区的群众要积极配合当地血吸虫病防治机构组织开展的查螺、灭螺、查病和治病工作，以及对家畜的查病和治疗工作

改水改厕，防止粪便污染水源、保证生活饮用水安全，改变不利于健康的生产、生活习惯

在流行区如何做好自我防护

人类感染血吸虫主要是人的行为所致，加强健康教育，引导人们改变自己的行为和生产、生活方式，对预防血吸虫感染具有十分重要的作用。个人防护措施主要有：

穿戴防护用具	在不得不接触疫水的时候，可以穿带防护用具防止血吸虫尾蚴侵入人体，如缠布绑腿、穿长筒胶鞋、下水裤等
涂擦防护药物	涂抹防护霜防止血吸虫尾蚴侵入人体，如皮避敌、防蚴霜、苯二甲酸二丁酯乳剂和油膏或者氯硝硫胺脂剂等
口服预防药物青蒿琥酯	口服预防药物能杀灭发育中的血吸虫童虫，保护感染者的肝脏免受虫卵的损害，使感染者不发生血吸虫病

出国出境容易带来的
寄生虫病

近年来随着国际交流和全球人口流动，特别是随着"一带一路"倡议的逐步实施，我国在基础设施建设、能源、旅游等方面的对外合作向纵深发展，赴境外劳务、援建、经商、求学、旅游等人员数量逐年增多，这类人群中发现感染寄生虫的报道日益增加，不仅严重危害出境人员身体健康和生命安全，境外输入的寄生虫病在我国的传播风险也日益加大。本节介绍出国出境可能感染的几种重要寄生虫病。

"打摆子" ——疟疾

疟疾是由疟原虫寄生于人体引起的传染病，是一种急性发热疾病，俗称"打摆子"。有 4 种疟原虫会导致人患疟疾，分别是间日疟原虫、恶性疟原虫、三日疟原虫和卵形疟原虫。疟疾是一种古老的传染病，4000 年前就有

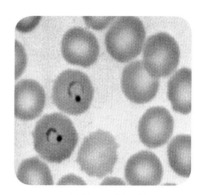

红细胞内疟原虫

关于疟疾的记载，当时的希腊人记述了疟疾的破坏性影响。

全球哪些国家和地区流行疟疾

我国曾是疟疾流行严重地区，2020 年，我国将实现消除疟疾的目标，这种最严重时曾造成我国每年数千万人患病的疾病，仍在一些国家和地区肆虐。

据世界卫生组织报告，2016 年全球有 91 个国家和地区存在疟疾传播风险，非洲大部分国家流行疟疾，最严重的是非洲撒哈拉沙漠以南地区，其次为巴布新几内亚和南太平洋群岛国家，这些地区主要流行恶性疟；而美洲、中东、亚洲大部分国家和地区流行间日疟。

疟疾是如何传播的

疟原虫是一种细胞内寄生原虫，需要蚊虫和人两个宿主才能完成生活周期。蚊虫是怎样把疟原虫传入人体的呢？当雌性按蚊（蚊虫的一种）叮咬疟疾病人，吸食血液时，疟原虫也随血液进入按蚊肠道，在那里进行生殖和增殖，然后进入蚊虫唾液腺内发育成微小的感染性幼虫，带有感染性幼虫的按蚊再次叮人吸血时，幼虫可随蚊唾液侵入人体，完成传播。输入带有疟原虫的病人血液也可传播。疟原虫一旦侵入红细胞，就会在红血球内生长并最终摧毁红细胞。

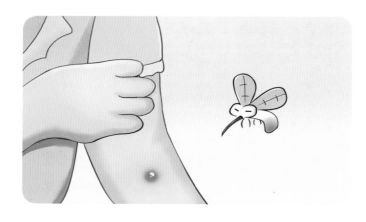

蚊虫是一种吸血昆虫，是疟原虫过渡的"主人"和必不可少的传播媒介。蚊虫通过吸血传播包括疟原虫在内的多种致病病原体，被认为是对人类健康威胁最大的媒介生物。

哪些人易得疟疾

人对疟原虫普遍易感，但一些感染者可能发展为严重疾病的风险比其他人群高得多。高风险人群包括婴儿、5岁以下儿童、孕妇、艾滋病感染者或艾滋病病人。来自无疟疾传播国家的流动人口和旅行者对疟原虫缺乏免疫力，这些人流动到疟疾传播的国家或地区，面临疟疾感染及其患病后果的风险更高。

据有关报道，我国境外输入性疟疾病例的职业人群中，劳务输出人群占第一位，达 86.7%，商务活动人群占 8.3%，其余为散在旅游观光者。劳务输出者主要从事建筑、采矿等野外作业，由于从事的多为体力劳动，外出务工人员以青壮年男性为主，这也使得我国输入性疟疾病例 90% 以上为男性，主要集中在 20~49 这个年龄段。

我国境外输入性疟疾发病情况

2011~2017 年，中国疾病预防控制中心统计的境外输入性疟疾病人数每年在 4088~2697 例之间，年均 3000 例左右，实际出境发病人数可能比统计的病例数更高。疟疾已成为我国最主要的输入性寄生虫病，2014 年以来，全国报告的疟疾病例 98% 以上为境外输入病例，非洲和东南亚是主要的感染地，以感染恶性疟为主，输入性疟疾在我国或许会长期存在。

典型疟疾的临床表现

疟原虫进入人体后，首先侵入肝细胞寄生，增殖产生后代裂殖子。这些裂殖子攻击健康的红细胞，并在红细胞内进食、繁殖产生大量的小原虫。这些小原虫破坏红细胞并释放毒素，而后再侵入其他红细胞继续繁殖，结果导致病人体内疟原虫和释放的毒素越来越多，红细胞被大量破坏，引起患者发冷和发热。

疟疾是一种急性发热疾病，对疟原虫无免疫力的人，通常在被感染疟原虫的蚊虫叮咬 10~15 天出现症状。发作时可出现咳嗽、腹泻、腹痛、畏寒，全身颤抖不停，面色苍白，口唇与指甲发绀，即使盖数层棉被仍觉得冷，经 1~2 小时体温可达 39~40℃，出现颜面绯红，皮肤灼热，发热期间可伴剧烈头痛，全身酸痛。经 4~6 小时或更长时间进入多汗期，体温恢复正常，病人觉得轻松，病好像好了，其实这时疟原虫已侵入新的红细胞，又开始繁殖。当疟原虫再次破坏红细胞时，病人再次出现发病的症状和体征，除非获得治疗，否则这种发作将有规律地继续下去而令人痛苦不堪。

对疟原虫无免疫力的人，患上恶性疟疾，在临床症状出现 24 小时以上，如得不到及时治疗，则可能发展成重症疟疾，导致器官衰竭，出现急性肾衰竭、肺水肿、全身抽搐、循环衰竭、昏迷甚至死亡。

如何预防

疟疾的预防以个体防护措施为主，包括：

健康咨询	民众出国时，可到当地的疾病预防控制机构或者是出入境检疫部门咨询，了解目的地国家疟疾流行情况和疟疾发病的常见症状，准备常用的防蚊灭蚊药物和设施，如氯菊酯驱避蚊剂、防蚊虫乳液，含DEET 的驱避蚊剂，蚊香和蚊帐等
预防叮咬	非洲地区和东南亚气候炎热，常年流行疟疾。前往这些地区务工、经商、旅游时，应加强自身防护，尽量避免在按蚊活动高峰期（黄昏和黎明之间）到野外活动。如必须在户外作业，可穿长袖衣和长裤，皮肤暴露处可涂抹防虫乳液，含氯菊酯或 DEET 的驱、避蚊剂，防止叮咬
做好防护	睡觉前，在卧室喷洒杀虫剂或点燃蚊香，使用蚊帐，房屋装纱门纱窗
及时就医	目前我国输入性疟疾患者主要是在非洲、东南亚等疟疾流行严重的地区从事工程建设、采矿等行业工作，野外作业防蚊设施差，人蚊接触机会多，很难进行有效的自我防护，所以感染疟原虫的机会较多。因此，这些人员无论在流行国家或是回到国内，如出现发热、发冷、出汗等疟疾病症时，应及时就医，接受检查和救治

大部分疟疾流行国家相对贫困，医疗资源不足，疟疾患者可能得不到及时规范的治疗，容易出现再燃（复发）。在离开疟疾传播风险国家后一年内，如出现疑似疟疾病症，不要当成是普通感冒，应及时就医，由于近年国内没有本地病例，医生可能对输入性疟疾的诊治意识薄弱和不熟悉，本人应告知医生到过境外疟疾流行地区的情况，避免误诊、漏诊、延迟诊断和治疗。

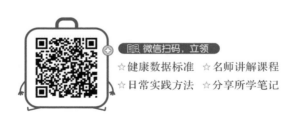

微信扫码，立领

☆健康数据标准　☆名师讲解课程
☆日常实践方法　☆分享所学笔记

昏睡病——非洲锥虫病

什么是非洲锥虫病

非洲锥虫病是由布氏锥虫寄生于血液、淋巴和中枢神经系统引起的人畜共患寄生虫病。感染这种寄生虫可能会对人产生严重的后果，包括发热、极度嗜睡甚至死亡。布氏锥虫有两个亚种，分别是冈比亚锥虫和罗得西亚锥虫，前者可见于非洲西部和中部，后者见于非洲东部和南部。

非洲锥虫病为什么又称昏睡病

2014 年 10 月 15 日，《健康报》一篇题为"我国发现首例输入性非洲锥虫病"的消息，报道了我国首例输入性非洲锥虫病病例。《健康报》这样描述这种疾病，患者为 45 岁男性，此前被公司派往非洲加蓬工作，经常出入热带丛林和河谷地带，有蚊、蝇叮咬史，今年7月回国后有发热、嗜睡伴性格改变等精神症状到医院就诊。

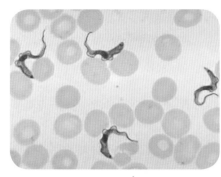
非洲锥虫病原体

这种嗜睡伴性格改变等精神症状是非洲锥虫病的典型临床表现，17世纪时，来自欧洲的殖民者，在非洲撒哈拉以南地区发现很多当地人都得了一种怪病，这些人一开始表现出浑身发热、头痛、食欲减退的迹象，伴随着间歇性的发烧；很快，他们就开始神志不清，白天意识模糊，然而一到晚上，这些病人又进入到另一个状态，入睡困难，经常性地一夜无眠。因为症状体现出白天极度嗜睡、昏睡不醒的状态，殖民者将其称为"昏睡病"。

全球哪些国家流行非洲锥虫病

非洲锥虫病流行于非洲撒哈拉沙漠以南36个国家，包括刚果（金）、中非共和国、安哥拉、乍得、苏丹、乌干达、喀麦隆、刚果（布）、科特迪瓦、赤道几内亚、加蓬、几内亚、肯尼亚、马拉维、尼日利亚、坦桑尼亚联合共和国、赞比亚、津巴布韦、贝宁、博茨瓦纳、布基纳法索、布隆迪、埃塞俄比亚、冈比亚、加纳、几内亚比绍、利比里亚、马里、莫桑比克、纳米比亚、尼日尔、卢旺达、塞内加尔、塞拉利昂、斯威士兰和多哥。现在主要分布在南北纬度十五度之间的非洲国家，如乌干达北部、苏丹、坦桑尼亚、刚果（金）、安哥拉、多哥、贝宁、刚果（布）、科特迪瓦、加纳和加蓬等地。

非洲锥虫病仍是威胁当地人们健康的前 10 位疾病，受影响的人群主要生活在获取适当卫生服务的机会有限的偏远地区，人群流离失所、战争和贫穷是导致疫情传播的重要因素。

非洲锥虫病是如何传播的

非洲锥虫需要采采蝇和人们（或牲畜）两个宿主才能完成生活周期。采采蝇属蝇科，是一种非洲吸血昆虫，黄褐色，比苍蝇体形小，这种小苍蝇叮咬各种人畜，是昏睡病传播必不可少的媒介。当采采蝇吸了昏睡病人或病畜的血，锥虫进入蝇的肠道繁殖，然后进入唾液腺内发育繁殖产下微小感染性锥虫，带有感染性幼虫的采采蝇再次叮咬人时，锥虫随唾液进入人体，完成传播。

哪些人易得非洲锥虫病

采采蝇仅在南撒哈拉非洲存在，采采蝇喜欢潮湿环境，主要孳生在热带草原、湖岸矮丛林与河谷地带，靠近水源的地带，采采蝇数量较多。采采蝇嗜吸动物血，在动物间传播锥虫。人进入这些地区被含有锥虫病原体的采采蝇叮咬而感染。

生活在传播地区从事农业、渔业、畜牧业或狩猎业的农村人口最有可能接触采采蝇而感染该病，喜好猎奇和生态旅游的游客闯入这些地区也可感染。任何年龄的人不管免疫力强和弱均可感染患病。

得了非洲锥虫病有哪些症状和表现

冈比亚锥虫引起的病症，呈慢性感染状态，患者可感染数月或甚至数年，没有患病的明显体征或症状，出现症状时，患者常常已到疾病晚期，中枢神经系统受到影响。而罗得西亚锥虫发病在感染之后数月或数周可观察到最初的体征和症状，疾病迅速发展并侵入中枢神经系统。两种类型的锥虫，一经感染发病，如不能及时治疗，一般认为会致命。

人在最初被叮咬后，锥虫在人体皮下组织中繁殖，而后进入血液和淋巴系统寄生繁殖，后期侵入中枢神经系统。非洲锥虫病早期表现为长期不规则发热，头痛、关节痛等症状，发热持续数日，自行消退，隔几日后体温可再次升高。随后，这些症状会慢慢消失，锥虫开始默默在人的体内进行繁殖，随着感染时间的增长，当锥虫侵入大脑后，病人就开始进入昏睡病的第二阶段，体现意识丧失，感觉障碍以及睡眠周期被完全干扰，白天意识模糊总是一副困倦昏睡不醒的状态，而且难以唤醒，晚上却难以入睡。锥虫病发展到晚期，病人出现个性改变、表现身体反射异常、全身震颤、肌肉无力、昏睡等迹象。在不断陷入深度睡眠状态之后，如果得不到妥善治疗，病人就将永远也醒不过来。

非洲锥虫感染后症状往往较轻，患者容易忽视，待发现时已经为晚期，这也是该病病死率较高的的一个原因。因此，病人越早得到诊断并及时治疗，预后结果越好，抗锥虫药物可以抑制这种病症，减少死亡率。

如何预防

非洲风光绚丽，是旅行者的乐园，也是中国向西推进"一带一路"的重要落脚点。去非洲经商、工作、旅行为避免感染非洲锥虫，可到当地的疾病预防控制机构或者是出入境检疫部门咨询，了解目的国非洲锥虫病流行情况，并做好一些必要的防备。

预防叮咬	尽管人们用了几百年的时间才最终了解昏睡病，但并没有可预防的疫苗，也没有副作用小、效果好的理想药物。避免被采采蝇叮咬是预防昏睡病的有效方法。户外活动时，不要轻易进入偏远乡村牧场、草地、湖岸丛林与河谷地带，必须进入时，应穿布料相对较厚的长袖衣服和长腿裤，采采蝇可穿透较薄的衣服叮咬人的皮肤；不穿凉鞋，让采采蝇无从下嘴，避免衣服颜色与环境反差大，尽量不穿黑色或蓝色的深色衣服
使用防虫药水	无法遮掩的暴露部位可涂抹防蚊乳液，夜间睡眠时使用蚊帐，房屋装纱门纱窗，在卧室喷洒杀虫剂
及时就医	如在流行国家从事过野外作业，或曾在偏远乡村牧场、草地、河谷地带旅行，并有采采蝇叮咬史，回国后出现疑似感染病症，应及时就医。由于国内没有本地病例，医生可能对非洲锥虫病的诊治意识薄弱和不熟悉，应主动告知医生到过境外非洲锥虫病流行地区的情况。该病越早诊断并及时治疗，预后结果越好

埃及血吸虫病

什么是埃及血吸虫病

埃及血吸虫病是由埃及血吸虫寄生于人体引起的地方性疾病。埃及血吸虫由德国学者 Bihartz 于 1851 年在埃及开罗首先发现，根据埃及古木乃伊发现，本病在非洲已有几千年的历史。

全球哪些国家流行埃及血吸虫病

埃及血吸虫病流行于非洲大部分国家，包括阿尔及利亚、安哥拉、贝宁、博茨瓦纳、布基纳法索、喀麦隆、中非、乍得、刚果、科特迪瓦、埃塞俄比亚、加蓬、冈比亚、加纳、几内亚、几内亚比绍、肯尼亚、利比里亚、马达加斯加、马拉维、马里、毛里塔尼亚、毛里求斯、莫桑比克、纳米比亚、尼日尔、尼日利亚、卢旺达、塞内加尔、塞拉利昂、南非、斯威士兰、多哥、乌干达、坦桑尼亚、扎伊尔、赞比亚、津巴布韦。除非洲外，在东地中海地区的埃及、伊朗、伊拉克、约旦、黎巴嫩、利比亚、摩洛哥、阿曼、沙特阿拉伯、索马里、苏丹、叙利亚、突尼斯、也门以及法国科西嘉也发现本病流行。

埃及血吸虫生活史是怎样的

埃及血吸虫需要水泡螺（一种淡水螺蛳）和人（或狒狒等灵长类动物）两个宿主才能完成生活周期。埃及血吸虫寄生于人或灵长类动物的血管内，雌雄虫体通常合抱在一起，雄虫包裹雌虫。雌虫一天可产 500~3000 个虫卵，虫卵破入膀胱腔进入尿液随尿排泄，如果虫卵及时到达淡水中就会孵化出幼虫（毛蚴），刚孵出毛蚴会主动入侵水泡螺内，在那里完成几个发育阶段最终产下后代尾蚴，尾蚴从螺体逸出，回到水体中，这些小尾蚴潜伏在水中寻找人类，如遇到人涉水或游泳等活动就会钻入其皮肤中，最终移居到膀胱静脉丛，并在此发育至完全成熟，完成生活周期。

人体感染方式有哪些

　　人是埃及血吸虫的传染源,水泡螺是必不可少的传播媒介,这种螺蛳通常生活在永久性池塘、湖泊、沼泽、缓慢溪流和灌溉渠等地。生活在流行区,与生长有水泡螺的水体接触,例如洗衣、洗菜、洗澡、洗漱,游泳、洗手、洗脚等生活活动就可能感染。埃及血吸虫以尾蚴为感染阶段借助水体侵入人体,尾蚴黏附在皮肤表面数秒或数分钟即可钻入皮下,感染过程非常隐蔽。

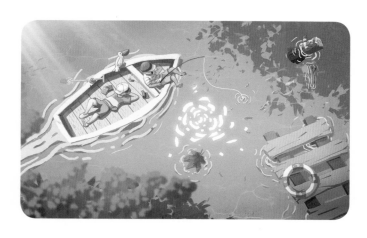

哪些人易得埃及血吸虫病

　　人对埃及血吸虫普遍易感,并可重复感染患病,不存在种族、性别、年龄特征的差异，但人与人之间不会传播。据文献报告，1979~2017年，我国境外输入性血吸虫病发病人数共384例，这些中国籍输入性血吸虫病病例中，有76.32%的病例是在流行国家从事铁路、机场、公路等野外工程建设和地质勘探的工作人员。其中埃及血吸虫病例占总病例数的76.04%。埃及血吸虫离我们太遥远，它的淡水螺媒介传播机制又注定它很难对远离疫区的地方造成威胁，但随着"一带一路"倡议的逐步实施，去流行国家从事工程建设的工作人员逐渐增多，埃及血吸虫离我们或许更近了。

得了埃及血吸虫病有哪些症状和表现

埃及血吸虫定居于人的膀胱与盆腔的静脉血管内，所产的虫卵主要沉积在膀胱与输尿管黏膜下层和肌肉层，虫卵破入膀胱腔，从尿排出，可产生血尿，但大多数虫卵沉积在膀胱壁产生肉芽肿性病变。自感染至尿中出现虫卵大多数人在10~12周，此时多数轻度感染者无自觉症状，仅部分患者可体现发热、头痛、畏寒、出汗、腹痛等急性症状。

感染者如未及时接受治疗，则进入慢性期，患者主要表现为无痛性血尿，可持续数月至数年，而无其他症状；以后出现尿频、尿急、尿痛等慢性膀胱炎症状；继而损伤生殖系统，男性患者可能出现精囊、前列腺等器官病变，导致不可逆转的不育症。发展到晚期会引起患者排尿困难，尿道阻塞，肾盂积水，逆行性细菌感染等，最后引起肾衰竭或诱发膀胱癌而死亡。

除泌尿生殖系统外，少量虫卵还可进入肝脏，产生门脉周围纤维化，但较日本血吸虫病少而轻，虫卵也可通过静脉进入肺部，大量虫卵反复栓塞肺小动脉，引起阻塞性肺心病，体现头昏、头痛、心悸、心前区隐痛，晚期可并发右心衰竭，但较少见。

如何预防

避免下水	去境外从事工程建设的工作人员或旅行者出境前，可到当地的疾病预防控制机构或者是出入境检疫部门咨询，了解目的国埃及血吸虫流行情况，发病的常见症状等。如从事野外作业时，不要在有水泡螺孳生的河流、湖泊、水塘、水渠等水中开展地质勘探、测量、施工等活动；不要在水中洗衣、洗菜等生活洗漱以及游泳、洗手、洗脚等
及时就医	在流行国家从事过野外作业，并有可疑水环境接触史，回国后，出现无痛性血尿、尿频、尿急等病症，应及时就医。由于国内没有本地感染病例，医生可能对埃及血吸虫病的诊治意识薄弱和不熟悉，应主动告知自己到过境外埃及血吸虫病流行地区的情况，避免延迟诊断和治疗

曼氏血吸虫病

曼氏血吸虫病由曼氏血吸虫侵入人体引起的一种寄生虫病。成虫寄生于肠系膜下静脉、痔静脉丛，偶可在肠系膜上静脉及肝内门静脉血管内。主要病变在结肠与肝脏，产生虫卵肉芽肿与纤维化，与日本血吸虫病相似但症状较轻。

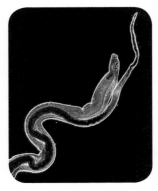

曼氏血吸虫成虫

曼氏血吸虫病流行于非洲大部分国家，包括安哥拉、贝宁、博次瓦纳、布基纳法索、布隆迪、喀麦隆、中非、乍得、刚果、科特迪瓦、民主刚果、吉布提、埃及、埃塞俄比亚、加蓬、冈比亚、加纳、几内亚、几内亚比绍、肯尼亚、莱索托、利比里亚、利比亚、马达加斯加、马拉维、马里、毛里塔尼亚、毛里求斯、莫桑比克、纳米比亚、尼日尔、尼日利亚、卢旺达、塞内加尔、塞拉利昂、索马里、南非、南苏丹、苏丹、斯威士兰、多哥、乌干达、坦桑尼亚、赞比亚、津巴布韦。除非洲外，南美洲的巴西、委内瑞拉、苏里南等国，亚洲阿拉伯半岛也发现本病流行。

曼氏血吸虫生活史是怎样的

与日本血吸虫生活史基本相似，曼氏血吸虫病患者是主要传染源，猴、狒狒、家鼠与野鼠等40余种动物有自然感染。

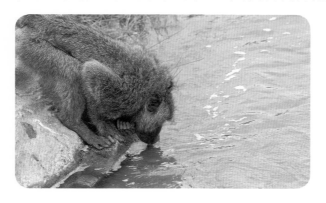

成虫寄生于人肠道的血管中，雌虫产卵后，一部分虫卵随粪便排出体外，如果虫卵及时到达淡水中就会孵化出幼虫（毛蚴），刚孵出毛蚴会主动入侵双脐螺内，在螺体完成几个发育阶段最终发育为尾蚴，尾蚴从螺体逸出释放到水中，当人和啮齿动物或灵长类动物与水接触时，尾蚴可迅速钻入宿主皮肤，最终移居到肠道血管，并在此发育至完全成熟，完成生命周期。

人体感染方式有哪些

曼氏血吸虫病患者是本病的主要传染源，双脐螺是曼氏血吸虫必不可少的传播媒介，这种螺蛳为雌雄同体的专一性水生螺，无厣，水生性，与钉螺水陆两栖性不同，适宜的生长温度为 22~26℃，在旱季，常因缺水而死亡。双脐螺通常生活在永久性池塘、湖泊、沼泽、缓慢溪流和灌溉渠等地。

人体感染因职业、日常生活和娱乐活动接触疫水而发生。生活在流行区，与生长有双脐螺的水体接触，例如捕鱼、测量、施工作业，洗衣、洗菜、洗澡等生活洗漱活动就可能感染。曼氏血吸虫以尾蚴为感染阶段借助水体侵入人体，尾蚴黏附在皮肤表面数秒或数分钟即可钻入皮下。

那些人易得曼氏血吸虫病

人类对曼氏血吸虫普遍易感，并可重复感染患病，不存在种族、性别、年龄特征的差异，但人与人之间不会传播。在流行区，感染风险较高是当地成年人，例如从事与受尾蚴侵染水接触的职业人群，渔民、农民、灌溉工人，以及在从事家务劳动中与受侵染水接触的妇女。

据文献报告，1979~2017年，我国境外输入性血吸虫病发病人数共384例，有76.32%的患者在当地从事铁路、机场、公路等野外工程建设或地质勘探，其中曼氏血吸虫病例占总病例数的21.22%。

得了曼氏血吸虫病有哪些症状和表现

半数左右曼氏血吸虫感染者无明显症状。急性期表现为发热及尾蚴性皮炎。急性曼氏血吸虫病典型症状多见于初次感染者，于感染后3~7周出现畏寒、发热、出汗、腹痛、腹泻、咳嗽、肝肿大压痛、脾肿大、血中嗜酸粒细胞增多等。病程较急性日本血吸虫病短、病情亦较轻。

慢性与晚期曼氏血吸虫病严重临床表现常在少部分持续性

或者重感染者中出现，常表现为腹痛、腹泻、黏液血便及疲乏等症状。晚期肝门静脉周围纤维化引起门脉高压时，可导致肝脾肿大、腹水等肝纤维化与门脉高压症状，甚至出现巨脾、上消化道出血等引起死亡。

如何预防

我国输入曼氏性血吸虫病患者主要是工程援助工作者、游客，感染地主要是非洲，因此，去非洲从事工程建设的工作人员或旅行者出境前，应做好以下预防措施。

避免下水	了解目的国曼氏血吸虫病流行情况，发病的常见症状等。在工作和生活中，不要在野外有双脐螺孳生的河流、湖泊、水塘、水渠等水中开展地质勘探、测量、施工等活动；不要在水中洗衣、洗菜等生活洗漱以及游泳、洗手、洗脚等。在不得不接触疫水的时候，可涂抹防护霜防止血吸虫尾蚴侵入人体，如皮避敌、防蚴霜、苯二甲酸二丁酯乳剂和油膏或者氯硝硫胺脂剂等
及时就医	在流行国家从事过野外作业，并有可疑水环境接触史，应密切关注身体状况，如出现皮炎、发烧等病症，应及时就医。回国后，劳服输出企业，应及时组织检查，避免曼氏血吸虫病的发生及延迟诊断与治疗

巴贝虫病

什么是巴贝虫病

巴贝虫病是人或牛、马、犬等哺乳动物感染巴贝虫引起的一种新发人畜共患寄生虫病。巴贝虫是一种红细胞内寄生的原虫，经蜱虫传播。

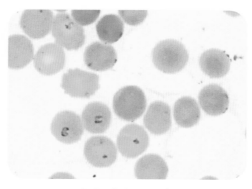

红细胞内巴贝虫

哪些国家和地区流行巴贝虫病

巴贝虫病在全球分布广泛，欧洲、亚洲、非洲、南美洲、北美洲以及澳洲均有人感染的报道。美国是全球流行最严重的国家，2011~2014 年美国发生的巴贝虫病疑似病例和确诊病例共 5542 例，主要流行地区在马萨诸塞岛、纽约州、康涅狄格州以及罗得岛等东北沿海地区。

我国巴贝虫病流行情况

1984 年，我国首次在云南发现人感染病例，近年来，我国报道的人感染巴贝虫病例数不断增加，广泛分布在西北、东北、华东、华南、西南等省（直辖市、自治区）。目前，我国在少数地区开展了巴贝虫感染人群调查，各地调查人群中均有一定比例的巴贝虫感染者，说明巴贝虫病在我国的流行情况可能被严重低估。我国发现的巴贝虫病例除国内感染外，也有境外感染病例，巴贝虫病被认为是一种严重威胁我国居民健康的新发传染病。

巴贝虫是如何传播的

巴贝虫需要蜱虫和人（或哺乳动物）两个宿主才能完成生

活周期。当蜱虫吸食了巴贝虫病人或病畜的血，巴贝虫随血液进入蜱虫的肠道繁殖，然后进入唾液腺内继续繁殖产下感染性幼虫，感染巴贝虫的蜱虫再次叮咬人的皮肤吸食血液时，巴贝虫随蜱虫唾液进入人体并侵入血液。由于蜱虫较小，被感染的人很少能回忆被叮咬过，此外，巴贝虫还可通过输血等途径传播。

蜱是巴贝虫必不可少的传播媒介，蜱生活在树林、草木茂盛或落叶繁多的区域，大小不一，多数在绿豆到小指甲盖大小，是一种寄生在动物体表的吸血昆虫。多数蜱种生长过程中需更换宿主，吸食不同宿主血液，这种生物习性不仅有利于其携带多种病原体，还可通过叮咬将病原体传播给人、畜。蜱在传病方面被认为是仅次于蚊虫的严重威胁人类健康的媒介生物。

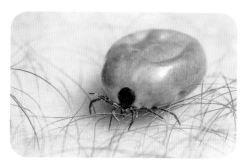

蜱虫

易感人群有哪些

巴贝虫是机会致病性原虫，正常人体大多数不受感染，即使受感染，症状一般较轻微或呈自限性。严重感染症状常发生在脾脏切除者，原发性或继发性免疫缺陷病人以及年龄较大的个体，大多数发病在 50 岁以上的感染者。

得了巴贝虫病有哪些症状和表现

人感染巴贝虫后，虫体侵入人体的血液中，隐藏在红细胞内，并在红细胞内进食、繁殖，导致患者红细胞破坏引起溶血性贫血。被蜱虫叮咬到症状出现一般为 1~6 周，最长可达 3 个月，一般症状有疲劳、发冷、发热、肌肉痛、食欲减退、乏力等类似流感样症状。严重患者起病急，高热、寒战、出汗、体温可达 40℃，症状似疟疾，并出现不同程度的贫血、黄疸及深颜色尿，也可能出现肝、脾肿大，如不得到适当的治疗，危重患者可出现肝、肾器官功能衰竭，昏迷甚至死亡。

人类巴贝虫病的发生有明显的季节性，蜱虫活跃季节发病较多，蜱虫像蚊子一样，主要在春夏之季的 5~9 月份叮咬人和动物。

如何预防

预防巴贝虫病以个体措施为主，主要是防止蜱对人体的叮咬。

预防叮咬	蜱生活在森林、灌木、草丛中，因此，应尽量远离树林、草木茂盛或落叶繁多的区域。如需进入此类地区，应尽量避免长时间坐卧，并注意做好个人防护，穿长袖衣服，扎紧裤腿或把裤腿塞进袜子，不穿凉鞋，让蜱虫无从下嘴。穿浅色衣服可便于查找有无蜱虫爬上，针织衣物表面尽量光滑，这样蜱虫不易黏附
使用防虫药水	无法遮掩的暴露部位可涂抹防虫乳液，如氯菊酯、含 DEET 的驱避剂等
寻找并除去身上的蜱虫	户外活动结束后，要仔细检查身体和衣物，看是否有蜱虫叮入或爬上，发现蜱虫后立即清除

如果发现蜱虫钻入皮肤，可用酒精涂在蜱虫身上，使蜱虫头部放松或死亡，再用尖头镊子取出蜱虫；或用烟头、香头轻轻烫蜱虫露在体外的部分，使其头部自行慢慢退出；取蜱虫时要注意安全，不要生拉硬拽，以免拽伤皮肤，或将蜱虫的

头部留在皮肤内，如果发现蜱虫的头部残留在皮肤内，再用镊子把蜱虫的头部取出来，不要有残留。叮咬部位可以用酒精或碘液擦洗，也可以用肥皂水清洗。如果取出蜱虫后的几周内发现叮咬部位发炎、破溃及红斑或高烧等，应及时到医院就诊。

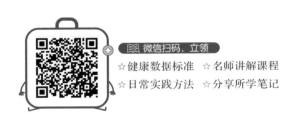

微信扫码，立领

☆健康数据标准　☆名师讲解课程
☆日常实践方法　☆分享所学笔记

PART 7

寄生虫病用药相关问题

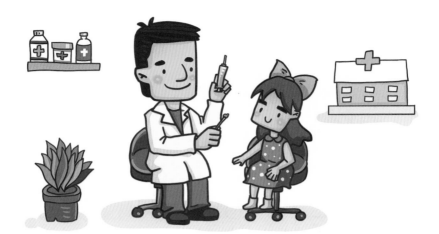

 得了寄生虫病怎么办

得了寄生虫病最好的办法是及时去医院，接受检查和治疗。

 驱虫药在什么时间服用

驱虫药的服用时间依据寄生虫病种类和药物的不同特性而定。

有些驱虫药如左旋咪唑、噻嘧啶会引起胃肠道不适、头晕和头痛等，宜在睡前服用。

阿苯达唑、甲苯达唑不良反应较轻，服药时间没有严格的要求，一般在餐间或者半空腹服用，这样能减少胃肠道反应。

驱吸虫药物吡喹酮尽量不要空腹服用，宜在餐间或者饭后服用，可以避免或减轻消化系统出现不良反应。

驱绦虫药物槟榔、南瓜子，一般在早晨空腹时服用，这样可以使药物充分与虫体接触，杀死或者麻痹虫体。

服药方法和用量

吞服：是指用 40~60℃温开水送下，不应用茶水、牛奶、酒等送服，也不能干吞。茶水中含有咖啡因、茶碱等物质，属于偏碱性的水溶液，会与某些药物发生化学反应，影响药效。果汁是酸性水溶液，可使许多药提前溶解，不利于胃肠道的吸收。

含服：是指将药片在口腔中含化，不能嚼碎吞下；服药体位最好采取坐位或站位，躺着服药时药物容易黏附于食道，引起咳嗽或局部炎症。

胶囊类药物服用方法：稍微低一点头，将胶囊和水一起吞咽，如果仰头容易使胶囊粘在食道黏膜上，不利于药物吸收。

饭前服是指在吃饭前半小时至 1 小时服药；饭后服是指在吃饭后半小时服要；饭时服药是指在吃饭的同时服药；餐间或半空腹服药是指在两顿饭之间服药；空腹服药一般指清晨起床时服药；睡前服是在睡前 15 分钟至半小时服。

一日三次指每隔 8 小时服药 1 次，如早上 7 点，下午 3 点，晚上 10 点。

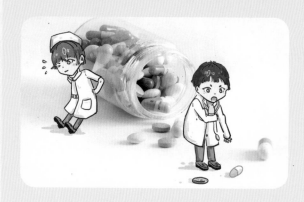

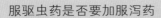 服驱虫药是否要加服泻药

服用阿苯达唑、甲苯达唑、噻嘧啶、哌嗪等驱虫药，如果病人胃肠道蠕动正常，不需要服泻药。如果病人便秘，服用噻嘧啶、哌嗪时最好加服泻药，以便被麻痹后的蛔虫及时排出，避免一些麻痹的蛔虫在药效过后，又可重新窜回小肠定居，这也是蛔虫有时驱不下来的原因之一。

用鹤草酚或槟榔、南瓜子驱绦虫时，一定要加服泻药，但不能用蓖麻油导泻，因为鹤草酚是脂溶性的，用蓖麻油导泻会加重毒性反应。

 过去吃驱虫药后在粪便中常常可看到虫体，为什么现在很少看到

20世纪50~70年代出生的人，都有吃宝塔糖驱蛔虫的经历。宝塔糖中的成分哌嗪对蛔虫的神经肌肉产生阻滞作用，虫体发生痉挛性麻痹而停止运动，随粪便排出体外，所以可以看到虫体。该药20世纪80年代因为原材料、成本

等原因被其他驱虫药取代。目前常用的驱虫药为咪唑类，其作用机制是不可逆地阻止寄生虫对葡萄糖的摄取，引起虫体生存的糖原耗尽，导致虫体死亡，这个过程中，死亡的虫体在肠腔内腐烂、自溶，故很少能在粪便中看见。

各种驱虫药的排出虫的速度不一，服用驱虫药后，快的可在次日即有蛔虫排出，2~3 天可以排出大部分，有些要一个星期才排虫。即使同一种驱虫药，由于对各种肠寄生虫驱虫效果不一样，不同种类寄生虫排出的时间也会不一样，如咪唑类药物驱蛲虫，次日即可见蛲虫排出，2~3 天为排虫高峰，但蛔虫、钩虫和鞭虫的一般排虫时间要到 3~7 天。

判断服药驱虫效果是否看粪便有无虫体排出

服用驱虫药后判断效果，不能仅看粪便中有无虫体，目前除噻嘧啶外，其他驱虫药大多数都看不到虫体。

有些寄生虫的虫体很小，如钩虫、鞭虫和蛲虫等，混在粪便中排出，非专业人员难以发现和认识，即使专业人员也要淘洗后仔细检查才能判断。由于虫体排出的时间不一致，淘洗非常麻烦，不容易做到，因此，临床上往往是在服药后半个月再化验粪便，在显微镜下检查寄生虫卵，来判断驱虫效果。

不同驱虫药是否可以合并使用

合并用药的目的是为了提高疗效，减少不良反应。如甲苯达唑与左旋咪唑合并，阿苯达唑与噻嘧啶合并等可以起到减少吐蛔的不良反应；噻嘧啶与酚嘧啶合并使用可以提高驱钩虫，特别是驱鞭虫的作用。乙胺嘧啶和磺胺嘧啶合用抗弓形虫的协同作用相当于两药相加的8倍。但合并用药驱虫要注意药物之间可能发生的相互作用，盲目的合并用药，使药物之间产生不良的相互作用，增加不良反应的发生率。如噻嘧啶与哌嗪有相互拮抗作用，不能合并使用；哌嗪和氯丙嗪同服，容易促发癫痫发作，故不宜同时服用；依米丁和甲硝唑都是抗阿米巴药，但均有消化道的不良反应，还各有较特异性的其他毒副反应，故不宜同服，否则会增加病人中毒症状，也会增加严重药物反应的机会。合并用药驱虫必须在医生的指导下进行。

减少驱虫服药剂量能否减轻驱虫并发症

咪唑类驱虫药是通过阻碍和抑制蛔虫对葡萄糖的吸收，让蛔虫慢慢饥饿而死。噻嘧啶、哌嗪等驱虫药是通过对蛔虫神经肌肉产生阻滞作用，使虫体产生痉挛性麻痹。如果驱虫药的用药剂量不够，就起不到这些作用，反而使蛔虫因饥饿而兴奋或因肌肉轻度麻痹而受刺激，引起骚动、游走，造成腹痛或吐虫等各种并发症。因此，一定要按照药品说明书上规定的剂量用药。

有些驱虫药的常用剂量会标识在一定的范围内，如每次 20~25mg/kg 体重剂量，即在这个范围内都是有效剂量；如标识每次 1~2 片也是依据含药量计算而来的。

同一种药物对不同的病人的治疗效果可能不一样，是因为病人感染度的轻重、对药物敏感程度，以及性别、年龄、遗传因素、身体状况和生活习惯等差异，都会对药物疗效产生影响。因此，临床上往往会根据这些差异，对有效剂量进行适当的调整。

服用驱虫药时能不能吃油腻食品

目前常用的肠道寄生虫驱虫药如甲苯达唑、阿苯达唑、噻嘧啶、左旋咪唑等驱虫药都不易溶于油，进食油腻食物一般不会增加药物在肠道内吸收和毒副作用。

有些驱虫药如山道年等是脂溶性的，易溶于植物油，如果在服药前后进食油腻食物，会增加药物在肠道的吸收，增加中毒的机会，服鹤草酚驱绦虫要忌食油腻。

当不知道所用的驱虫药是否脂溶性，一般可以采取忌食油腻的办法，在服药当天进食清淡饮食。

服驱虫药时能不能喝酒

服驱虫药时不能喝酒。因为酒（乙醇）是许多药物代谢酶的诱导剂，可以加速药物在体内的代谢和转化，降低疗效。饮酒可以使消化道血管扩张，增加药物的吸收，并且一些驱虫药如吡喹酮、噻嘧啶、哌嗪、山道年等都易溶或者微溶于乙醇中，促进了药物的吸收，使毒性增加。此外，药物本身或多或少需要肝脏解毒，对肝脏有损害，酒精也在肝脏解毒。因此服用驱虫药时应禁止饮酒。

服用驱虫药是否要忌口

驱虫药对胃肠道多少有些刺激作用，因此服用驱虫药除忌油、酒外，还要避免吃刺激性太大的食物，如辣椒、酸菜、生冷及硬的食物，以减少对胃肠道的刺激，避免恶心、呕吐的发生，增加胃肠道对驱虫药的耐受性。

为什么驱虫药会标注 2 岁以下幼儿忌用

因为婴幼儿脏器发育不全，生理功能不完善，其肝脏对药物代谢的能力差，尤其是新生儿肝脏许多酶系统尚未建立起来，因而解毒功能不完善。如婴幼儿葡萄糖醛酸转移酶分泌量少，活力低，药物不能与其结合，而游离在体内，容易出现积蓄中毒。

2 岁以下婴幼儿肾功能也处于发育阶段，通常新生儿肾小球的滤过率只有成年人的 20%~40%，到 2 岁左右才能接近成人。所以 2 岁以下婴幼儿如果服用驱虫药，因为肾脏排泄能力差，可造成药物积蓄中毒。

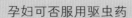 孕妇可否服用驱虫药

妇女怀孕后，其生殖系统及其他系统和某些脏器功能都会发生一些变化。在妊娠初期，有恶心、呕吐等胃肠反应，不少驱虫药对胃肠道有刺激，如果服驱虫药会加重妊娠反应。妊娠 6 个月以后，往往出现下肢水肿，这个时候服用驱虫药会增加肾脏排泄负担，而有些药物本身也可能对肾脏有损害作用。

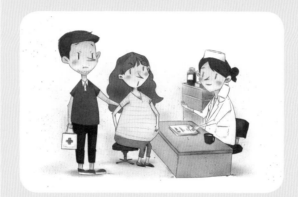

动物实验提示，部分驱虫药有致畸作用。一般认为致畸发生在妊娠初期的 3 个月，即器官形成期，但实际上药物对胎儿的影响不限于这个时期。因此，孕妇在妊娠期一般不用驱虫药。

哺乳期妇女可否服用驱虫药

有些驱虫药可出现在乳汁中，吃母乳的婴幼儿吃了含驱虫药的乳汁相当于被动用药。婴幼儿和新生儿的肝、肾功能不全，对药物的代谢和排泄能力差，以致出现药物在婴幼儿体内积蓄，使婴幼儿受到损害。因此，哺乳妇女最好不服驱虫药，若因病情必须用药，可暂时停止哺乳。

老年人为什么更容易发生药物不良反应

老年人的脏器功能出现了不同程度的退化，其肝脏的代谢功能和肾脏的排泄功能减弱，造成药物的代谢速度减慢，导致药物在老年人体内积蓄，而出现不良反应，器官受到损害，所以老年人更容易发生药物不良反应

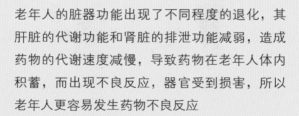

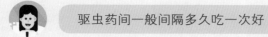 驱虫药间一般间隔多久吃一次好

 服用驱虫药后，要想知道是否把寄生虫驱净或杀死，一般在用药后半个月到医院复查，如果检查再次阳性，说明没有治好，可以再次服用治疗。

人们感染寄生虫病治疗后还可能再次感染，没有寄生虫的人也可能感染。从感染到在人体中发育为成虫排出寄生虫卵，一般需要 1~2 个月，因此，间隔半年检查一次即可，检查阴性就没有必要再吃药。

 同一类驱虫药其价格有高低，应该根据什么标准选择药物

 同一类驱虫药如阿苯达唑，有不同的商品名，分别有史克肠虫清、肠虫清、丙硫咪唑等，这是生产厂家为了宣传和销售的目的自取的，不同厂家的产品由于其生产工艺和剂型不同，其价格不一样，疗效和不良反应也可能不一样。

因此，选择哪个厂家的产品，不能只看价格高低，主要看其产品的疗效高低和不良反应大小。购买驱虫药要经过药品监督管理部门核准颁发，有批准文号的合规产品。

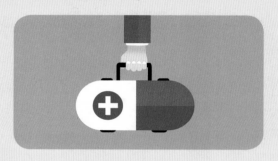

驱虫药怎样储存

按照说明书注明的方法保存，以保证药品的稳定性。阴凉处储存是指存放处环境温度不超过20℃；冷藏保存是指存放处环境温度控制在4~8℃，一般是指放在冰箱的冷藏室；密封保存是指加盖玻璃瓶或塑料瓶，不能用纸袋或纸盒保存；避光保存是指药品应该装在棕色瓶中；干燥保存是指药品保存应远离潮湿环境，必要时用干燥剂。